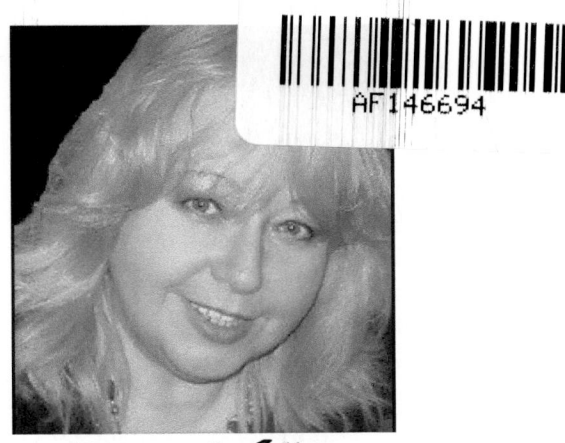

## *Jutta Schütz*

wurde in Lebach (Saarland) geboren.
Mit ihrem ersten Bestseller „Plötzlich Diabetes" (2008) gilt die Autorin bei Kritikern als Querdenkerin. 2010 startete sie mit ihren Gesundheitsbüchern ihr Pilotprojekt in Bruchsal und später bei der VHS in Wolfsburg. Schütz schreibt Bücher, die anspornen, motivieren und spezielles Insiderwissen liefern. Sie hat bis heute über 70 Bücher geschrieben und an vielen anderen Büchern mitgewirkt. Zudem hilft sie als Mentorin und Coach vielen Neuautoren bei der Veröffentlichung ihrer Bücher. Als Journalistin schreibt sie für viele Verlage und Zeitungen. Ihre Themen sind: Gesundheit, Psychologie, Kunst, Literatur, Musik, Film, Bühne, Entertainment. Weitere Informationen zur Autorin und ihren Büchern findet man in den Verlagen, auf ihrer Webseite - sowie im Kultur-Netzwerk.

**Mehr Infos finden Sie auf der Webseite der Autorin:**
**www.jutta-schuetz-autorin.de/**

## INHALTSVERZEICHNIS

005 Einleitung
006 Kinder trotz MS?
007 Geplante Schwangerschaft
012 Fruchtbarkeit
015 Die Schwangerschaft
017 Die Planung der Geburt
018 Blasenbeschwerden
031 Stillen oder nicht?
034 Entwicklung des Kindes
042 Depressionen in der Schwangerschaft
093 Meditation
097 MS - die Krankheit mit den 1.000 Gesichtern
124 Ernährung
129 Vitamine
142 Magnesiummangel
147 Was Schwangere besser nicht tun sollten
153 Initiative Selbsthilfe Multiple Sklerose Kranker e.V.
156 Freya Glücksweg

# Jutta Schütz

## *Kinderwunsch mit Multiple Sklerose*

Von der Planung der Schwangerschaft
bis nach der Geburt

© 2016 Autor: Jutta Schütz (1. Auflage)

© 2016 Buchsatz, Layout, Buchgestaltung
© 2016 Buchidee: Jutta Schütz
www.jutta-schuetz-autorin.de/
E-Mail: info.jschuetz@googlemail.com

© 2016 Herstellung und Verlag:
BoD – Books on Demand, Norderstedt
ISBN: 9783741273209

Das Werk, einschließlich seiner Teile, ist urheberrechtlich geschützt. Jede Verwertung ist ohne Zustimmung des Verlages und des Autors unzulässig. Dies gilt insbesondere für die elektronische oder sonstige Vervielfältigung, Übersetzung, Verbreitung und öffentliche Zugänglichmachung.

Bibliografische Information der Deutschen Nationalbibliothek: Die Deutsche Nationalbibliothek verzeichnet diese Publikation in der Deutschen Nationalbibliografie; detaillierte bibliografische Daten sind im Internet über http://dnb.d-nb.de abrufbar.

Die im Buch veröffentlichten Ratschläge wurden von mir sorgfältig geprüft. Eine Garantie kann ich dennoch nicht übernehmen. Ebenso ist die Haftung von mir bzw. des Verlages für Personen-, Sach- und Vermögensschäden ausgeschlossen. Alle Markennamen, Warenzeichen und sonstigen eingetragenen Trademarks sind Eigentum ihrer rechtmäßigen Eigentümer und dienen hier nur der Beschreibung.

FSC
www.fsc.org
MIX
Papier aus verantwortungsvollen Quellen
Paper from responsible sources
FSC® C105338

# *EINLEITUNG*

Männer und Frauen mit Multiple Sklerose (MS) können genauso Eltern werden wie Gesunde und Frauen mit MS bekommen genauso häufig ein gesundes Kind wie Frauen ohne MS. Die Krankheit alleine ist jedenfalls kein Grund, auf Kinder verzichten zu müssen. Die Diagnose MS wird meistens in einer Lebensphase gestellt, in der sich der Betroffene mit dem Thema Familienplanung beschäftigt.

Bei Männern mit MS führt die Krankheit NICHT zur Zeugungsunfähigkeit, sie haben aber zeitweise Erektionsstörungen, die sich jedoch gut behandeln lassen.

Der MS-Betroffene sollte sich durch die MS nicht entmutigen lassen. Wenn Neurologe und Gynäkologe in den Phasen von Familienplanung, Schwangerschaft sowie Geburt gut zusammenarbeiten, können sie die Frauen gut begleiten. Frauen ohne größere körperliche Einschränkungen, steht einer natürlichen Geburt oft nichts im Weg.

Multiple Sklerose ist keine Erbkrankheit – sie hat jedoch genetische Faktoren. Studien belegen: Das relative Risiko, an Multipler Sklerose zu erkranken, ist bei Kindern eines MS-Erkrankten Elternteils „im Vergleich zur regionalen Bevölkerung" nur geringfügig erhöht.

# *Kinder trotz MS?*

Bis vor einigen Jahren wurde den Frauen mit Multipler Sklerose (MS) noch abgeraten, Kinder zu bekommen. Mittlerweile spricht aus medizinischer Sicht nichts mehr gegen eine Schwangerschaft.

Frauen mit MS bekommen genauso häufig ein gesundes Kind wie Frauen ohne MS. Es ist jedoch ratsam, eine geplante Schwangerschaft mit den Ärzten vorher zu besprechen.

Die Krankheit beeinflusst NICHT die Fertilität (Fruchtbarkeit). MS-Betroffene können genauso leicht (schnell und auch unerwartet) Nachwuchs bekommen. Es stellt sich nur die Frage, ob man als Betroffener mit einer chronischen Erkrankung Kinder möchte oder nicht.

Wenn man sich aber mit seinem Partner bewusst für eine Familie entschieden hat, dann sollten Sie versuchen, zusammen mit Ihren behandelnden Ärzten diesen Wunsch in die Tat umzusetzen.

Nichts spricht dagegen, dass junge Frauen mit MS sich ihren Kinderwunsch erfüllen!

# *Geplante Schwangerschaft*

Multiple Sklerose Betroffene mit einem Kinderwunsch sollten ihre Schwangerschaft sehr gut planen und alles genau mit ihrem betreuenden Arzt (Neurologen, Frauenarzt) besprechen.

Gewisse Medikamente müssen schon vor der Empfängnis und andere Medikamente während der Schwangerschaft abgesetzt/eingenommen werden. Es ist deshalb empfehlenswert, die Therapie im Hinblick auf eine Schwangerschaft mit dem Arzt frühzeitig zu besprechen. Noch bevor man überhaupt versucht, schwanger zu werden.

Arzneimittel, die die Schubrate vermindern, sollten zu bestimmten Zeitpunkten abgesetzt werden, weil sie vielleicht zu Schädigungen des Ungeborenen führen könnten.

Es wurde schon oft beobachtet, dass während einer Schwangerschaft bei MS-Patienten die Schubrate um bis zu 80% im letzten Schwangerschaftsdrittel abgenommen hat.

Multiple Sklerose und Schwangerschaft beeinflussen sich gegenseitig. Die Schwangerschaft stellt aber keine Gefahr für MS-Betroffene dar.

Es ist so, dass die Schwangerschaft im 2. und 3. Trimenon (Drittel) zu einer erhöhten Toleranz des Immunsystems führt.

Im zweiten Trimenon nach der Geburt geht die Schubrate auf das präpartale (unbehandelte) Niveau zurück. Die Schwangerschaft wirkt sich NICHT negativ auf die Progredienz(vorrücken, voranschreiten) aus!

### Wichtige Infos für die Planung:

- ➢ Frauen mit einer sehr hohen Schubfrequenz sollten abwarten, ob sich diese durch geeignete Medikamente verringern lässt.
- ➢ Der letzte Schub sollte zirka drei Monate zurückliegen.
- ➢ Einige immunmodulatorische (als Immunmodulation wird die Beeinflussung des Immunsystems durch pharmakologisch wirksame Stoffe bezeichnet) Langzeittherapien müssen vor einer geplanten Schwangerschaft abgesetzt werden. Es ist notwendig, dass Sie sich mit der Neurologin/dem Neurologen besprechen.
- ➢ Wenn eine Schwangerschaft unter immunmodulatorischen Langzeittherapien eintritt, ist dies oft kein Grund für einen Schwangerschaftsabbruch.
- ➢ Medikamente nur in Absprache mit dem Arzt nehmen!

- Es sind keine zusätzlichen gynäkologischen Versorgungen bei Frauen mit MS während der Schwangerschaft nötig.
- Schübe werden seltener oder bleiben sogar aus. Das ist so, weil natürliche, immunsuppressive Faktoren im Blut der Schwangeren wirksam werden und das körpereigene Kortison ansteigt.
- Die schwangere MS-Betroffene soll ihre Ärzte als auch die Hebamme, von denen sie betreut wird, über ihre MS-Erkrankung informieren.
- Nur bei einer körperlichen Behinderung ist eine Verzögerung zu erwarten – in diesen Fällen kann ein Kaiserschnitt geplant werden.
- Eine Hausgeburt wird nicht empfohlen!
- Sollte bei der Geburt eine Schmerzlinderung erforderlich sein, kann der Arzt eine rückenmarksnahe Anästhesie (Periduralanästhesie) setzen.

Die Hormone beeinflussen das Immunsystem günstig und man nimmt an, dass die Schwangerschaft immunmodulatorisch wirkt. Die hormonelle Umstellung nach der Geburt wirkt sich dann wieder ungünstig aus.

Eine Entscheidung für ein Kind sollte immer auch von der Verantwortung für das Kind geprägt sein. Wichtig für MS-betroffene Eltern ist ein gutes familiäres und soziales Umfeld.

Traten aufgrund der MS vor der Schwangerschaft hin und wieder Gleichgewichtsstörungen auf, könnte es sein, dass sich diese aufgrund des runden Bauchs und dem damit zusätzlichen Gewicht verstärken.

Genauso könnte es sein, dass durch den Druck des Babys auf die Blase eine bereits bestehende Blasenschwäche verstärkt wird.

Geburtsfehler oder Fehlgeburten werden nicht mit der MS in Zusammenhang gebracht. Eine Schwangerschaft, Wehen und Geburt verlaufen oft nicht anders als bei gesunden Frauen.

Frauen mit einer sehr hohen Schubfrequenz sollten zunächst „das Schwanger werden" abwarten, ob sich diese Schübe durch geeignete Medikamente verringern lassen. So lässt sich eventuell das Risiko eines Schubes in der Schwangerschaft vermindern.

Etwa 15 bis 20 Prozent der deutschen Paare sind ungewollt kinderlos - das kann natürlich auch Menschen mit MS betreffen.

Sollten Sie eine Schwangerschaft planen, dann sprechen Sie auf jeden Fall über diese Medikamente mit ihrem behandelten Arzt:

> ➤ Beta-Interferonen (Avonex®, Betaferon®, Rebif®)
> ➤ Glatirameracetat (Copaxone®)

**Eine Schwangerschaft während einer Behandlung mit:**

> ➤ Aubagio®
> ➤ Gilenya®
> ➤ Tysabri®
> ➤ Mitoxantron

MUSS ganz vermieden werden. Diese Therapien müssen vor einer Schwangerschaft frühzeitig abgesetzt werden.

**Männer MÜSSEN folgende Medikamente absetzen:**

> ➤ Mitoxantron (genschädigendes Potential)
> ➤ Beta-Interferone
> ➤ Glatirameracetat

# *Fruchtbarkeit*

## *Infos und Fakten...*

Die Fertilität (Fruchtbarkeit) von Frauen und Männern mit Multiple Sklerose ist **NICHT** eingeschränkt.

Auch unter der immunmodulatorischen Basistherapie und Eskalationstherapie (mit Natalizumab oder Fingolimod) gilt das so.

Die Multiple Sklerose Medikamente haben keinen Einfluss auf die Wirksamkeit der Pille. Sie kann ohne negativen Einfluss auf den Verlauf von MS eingenommen werden.

### *immunmodulatorische Basistherapie bedeutet:*

*Die Behandlung der schubförmigen MS erfolgt heute nach der so genannten immunmodulatorischen Stufentherapie.*

### *Eskalationstherapie mit Natalizumab bedeutet:*

*Eine Eskalationstherapie bei MS bedeutet eine Erweiterung der Immunbehandlung. Das kommt immer dann in Betracht, wenn die üblichen Basismedikamente nur unzureichend wirksam sind.*

### *Fingolimod bedeutet:*

*Fingolimod ist eine chemische Verbindung, die unter dem Handelsname „GILENYA" (Arzneistoff zur Behandlung von MS) eingesetzt wird.*

Es gibt MS-Studien, die weisen darauf hin, dass manche Patientinnen bei reproduktionsmedizinischen Behandlungen (künstliche Befruchtung) vermehrt unter MS-Schüben leiden. Das ist aber KEIN Grund, diese Verfahren bei MS-Betroffenen nicht anzuwenden (laut Behandlungs-Leitlinie der Deutschen Gesellschaft für Neurologie (DGN).

Untersuchungen ergaben, dass Männer die gängigen MS-Medikamente vor einer geplanten Zeugung nicht absetzen müssen. Es zeigte sich, dass das Risiko einer über den Mann vermittelten embryofetalen Toxizität aufgrund der Teriflunomid-Behandlung niedrig ist.

Bei der Plasmaexposition der Frau über das Sperma eines behandelten Patienten ist zirka hundertmal niedriger als die Plasmaexposition nach einer oralen Dosis von 14 mg Teriflunomid. Das Mitoxantron stellt eine Ausnahme dar.

Da es sich um ein Immunsuppressivum mit genotoxischem Potential handelt, wird beiden Geschlechtern (MS-Patienten) empfohlen, die Therapie mindestens 6 Monate vor der geplanten Schwangerschaft abzusetzen.

Männer sollten über die Möglichkeit der Kryokonservierung von Spermien vor der Behandlung mit Mitoxantron aufgeklärt werden. Es könnte sein, dass die Krankenkasse die Kosten nicht übernimmt.

### *Embryo- bedeutet:*

*Embryo ist ein noch nicht geborenes Lebewesen im Mutterleib*

### *Fetalen- bedeutet:*

*Ein Fötus ist ein Embryo nach Ausbildung der inneren Organe während der Schwangerschaft. Beginn der Fetalperiode: 11. Schwangerschaftswoche und endet mit der Geburt.*

### *Toxizität bedeutet:*

*toxisch bedeutet im eigentlichen Sinne: GIFTIG. Die Toxizität einer Substanz wird mit Hilfe verschiedener Verfahren bestimmt.*

### *Teriflunomid-Behandlung bedeutet:*

*Es ist ein Wirkstoff aus der Gruppe der Immunmodulatoren, der zur Behandlung schubförmig verlaufender multiple Sklerose eingesetzt wird.*

### *Plasma- bedeutet:*

*In der Physik ist Plasma ein Teilchengemisch auf atomar-molekularer Ebene. Die Bestandteile sind teilweise geladene Komponenten, Ionen und Elektronen (enthält freie Ladungsträger).*

### *exposition bedeutet:*

*Faktor, dem eine Gruppe von Menschen ausgesetzt ist.*

### *Mitoxantron bedeutet:*

*Es ist ein zytostatisch wirksamer Arzneistoff für MS und Krebs.*

### *Genotoxisch bedeutet:*

*Unter Genotoxizität werden die Wirkungen bezeichnet von chemischen Stoffen, die Änderungen im genetischen Material (Desoxyribonukleinsäure) von Zellen auslösen.*

# *Die Schwangerschaft*

Nehmen Sie auf jeden Fall alle Vorsorgetermine wahr und setzen Sie sich zeitnah mit der Klinik in Verbindung. MS-Betroffenen wird von der Hausgeburt abgeraten.

Auch von einer PDA (Periduralanästhesie: Rückenmarksbetäubung) wird abgeraten, da sie mit Schüben in Verbindung gebracht werden.

Für eine Kaiserschnittentbindung (Sectio caesarea oder Schnittentbindung) sprechen - eine Schwäche an den Beinen, Spastik oder eine ausgeprägte vorzeitige Erschöpfung (Fatigue).

MS-Patientinnen sollten ihre Schwangerschaft sehr gut planen, denn die Arzneimittel, die die Schubrate vermindern, müssen zu bestimmten Zeitpunkten abgesetzt werden.

Komplikationen auf Grund von Multiple Sklerose gibt es nicht. Weder Frühgeburten noch Fehlbildungen sowie andere Probleme wurden auf MS zurückgeführt.

Medikamente dürfen nur in Absprache mit dem Arzt genommen werden! Es wird oft empfohlen, die Medikamente für die Langzeittherapie (immunmodulatorische Medikamente) während der Schwangerschaft und Stillzeit bei Multipler Sklerose abzusetzen.

Zum Beispiel darf „hoch dosiertes Kortison" NUR in Ausnahmefällen gegeben werden, weil sonst ein gesundheitliches Risiko besteht.

Wenn es in der Schwangerschaft zu einem Schub kommt, sollten besser andere Behandlungsmethoden wie „Ergo- und Physiotherapie gewählt werden.

Bei Frauen mit MS besteht eine Tendenz zu vermehrten operativen Eingriffen (Zange, Saugglocke, Kaiserschnitt). Manchmal sind die Kinder etwas leichter als die Kinder von Müttern ohne MS (zirka 100 bis 200 Gramm).

# *Die Planung der Geburt*

Planen Sie für den Geburtstermin gut voraus. Lassen Sie eventuell die Notwendigkeit einer vorbeugenden Schubbehandlung nach der Entbindung in Ihren Mutterpass eintragen.

Informieren Sie den Arzt und die Hebamme über Ihre Multiple Sklerose Erkrankung und hinterlegen Sie bei Ihrem Frauenarzt und in der Klinik auch die Kontaktdaten Ihres Neurologen.

Frauen ohne größere körperliche Einschränkungen steht einer natürlichen Geburt oft nichts im Weg. Es könnte aber sein, dass Sie im Verlauf der Geburt vorzeitig ermüden und die Kräfte nicht mehr ausreichen. Eine ausgeprägte Muskelschwäche sowie eine Spastik könnte die Geburt erschweren. Für solche Fälle ist es eine große Hilfe, wenn Sie im Vorfeld alles mit ihrem betreuenden Arzt besprechen, auch ob ein geplanter Kaiserschnitt sinnvoll wäre.

Für die Zeit nach der Entbindung sollten MS-Patientinnen „für einige Situationen" einen Plan B parat haben (ein Drittel erleidet direkt nach der Geburt einen Schub). Ein Netzwerk von Helfern kann eine wertvolle Unterstützung sein (Familie, Hausbesuche eines Arztes, helfende Hebamme, Apotheke).

# *Blasenbeschwerden*

Schwangerschaftsprobleme, wie zum Beispiel Blasenbeschwerden (treten auch bei gesunden Frauen auf), kommen sehr oft zum Ende der Schwangerschaft vor, wenn das Kind auf die Blase drückt.

Mehr als zwei Drittel aller Multiple Sklerose-Erkrankten haben nach einer Erkrankungsdauer von zirka 10 Jahren begleitend Blasenfunktionsstörungen, die zu den stärksten Symptomen zählen.

Für die richtige Diagnose sind „neurologische sowie urologische" Spezialuntersuchungen erforderlich.

Bei einer neurogenen Blasenfunktionsstörung spricht man von der ungehemmten neuropathischen Blase. Die Ursachen sind Krankheitsbilder, bei denen die Impulsüberleitung vom Gehirn über das Rückenmark zur Blase gestört ist.

Leider ist dieses Thema immer noch ein Tabu-Thema in unserer Gesellschaft und kaum ein Betroffener traut sich, Dieses offen zu besprechen.

Multiple Sklerose-Patienten bringen diese Probleme mit ihrer Blase nicht einmal in Verbindung mit ihrer MS-Erkrankung, dabei leiden rund drei Viertel aller Erkrankten unter verschiedenen Blasenproblemen.

## Blasenfunktionsstörung als Erstsymptom

Bei Multiple Sklerose-Patienten ist oft die Blase das erste Organ, an dem sich die Erkrankung äußert – das sind zirka 10% der Erstsymptomatik.

Für die richtige Diagnose sind „neurologische sowie urologische" Spezialuntersuchungen erforderlich.

Bundesweit gibt es urologische Zentren mit dem Schwerpunkt „Neurourologie".

**Fazit:**

Ein Blasenproblem besteht also nicht nur in der Schwangerschaft!

## Harnverlust oder Inkontinenz

Ein ungewollter Harnverlust (Inkontinenz) ist bei vielen chronischen Erkrankungen ein großes Problem, das viel komplexer ist als man denkt – es ist wirklich nicht angenehm, ständig zur Toilette zu müssen.

Bei einer neurogenen Blasenfunktionsstörung spricht man von der ungehemmten neuropathischen Blase. Die Ursachen sind Krankheitsbilder, bei denen die Impulsüberleitung vom Gehirn über das Rückenmark zur Blase gestört ist.

Man nennt es auch „neurologische Erkrankung".

Auch der Verdauungstrakt wird über die gleichen Nervenbahnen gesteuert – womit auch die Stuhlausscheidung betroffen sein kann.

Blasenschwäche ist ein dringendes Signal zum Handeln, denn neurogene Blasenstörungen sind leider nur schwer zu behandeln.

Es ist sehr wichtig, dieses Problem anzugehen, sonst setzt der Betroffene seine Gesundheit aufs Spiel – wenn die Blase auf Dauer nicht richtig entleert werden kann, kommt es zu Restharn.

Es entstehen womöglich Nierenstörungen oder Infektionen.

Durch das ständige nächtliche Aufstehen, raubt es den Erkrankten den Schlaf – der gerade angesichts der großen Erholungsbedürftigkeit bei Multiple Sklerose wichtig ist.

**Anzeichen einer Blasenschwäche**

MS-Kranke leiden häufig an imperativem Harndrang.

Das ist ein plötzlicher und überfallartiger Harndrang – der Betroffene muss dauernd zur Toilette.

Oft leiden sie unter Inkontinenz und können den Urin nicht zurückhalten – sie nässen ein.

**Es kann auch zu einer verzögerten Blasenentleerung kommen:**

- ➢ Starthemmung
- ➢ Entleerung kleiner Urinmengen
- ➢ Nachträufeln
- ➢ Restharnbildung
- ➢ nächtlichem Wasserlassen

Die Verwendung eines Inkontinenzschutzes gewährleistet, dass das tägliche Leben nicht unnötig beeinträchtigt wird.

**Häufige Probleme bei einer Blasenschwäche sind:**

- ➢ Zirka 20 – 25 Minuten Entleerung der Blase (nur geringe Mengen)
- ➢ Drang, die Blase sofort leeren zu müssen
- ➢ Unfähig, den Harn zu halten (ungewolltes Entleeren kleiner Harnmengen)
- ➢ Keinen Harndrang spüren, weil die Nervenbahnen zwischen dem Entleerungsreflex-Zentrum und dem Gehirn blockiert sind. Die Problematik ist, obwohl die Blase sich ausdehnt, wenn sie sich füllt, kann sie nur eine bestimmte Menge Urin speichern – sie entleert sich spontan, sobald diese Grenze überschritten ist.

Ein kontrolliertes Wasserlassen setzt voraus, dass die Nervenbahnen im Rückenmark (verbinden das Gehirn und das Entleerungsreflexzentrum) unversehrt sind.

Das Signal der Entleerung der Blase sorgt dafür, dass der Schließmuskel erschlafft und der Befehl „Warten" wiederum, dass der Schließmuskel geschlossen bleibt.

Bei Menschen die an Multiple Sklerose erkrankt sind, können die hierfür erforderlichen Nervenbahnen gestört oder unterbrochen sein. So wird die Weiterleitung von Nervenimpulsen behindert, eine kontrollierte und koordinierte Blasenentleerung ist so nicht mehr möglich.

Es ist ein komplexes Zusammenspiel zwischen Gehirn, Blase, und Schließmuskeln.

Die Blasenschwäche bestimmt das Leben immer mehr – es ist die Angst vor peinlichen Unfällen.

**Blasenprobleme können von der Krankheit „Multiple Sklerose" kommen.**

Als Folge der MS kann es dazu kommen, dass die Nervensteuerung der Blase nicht mehr richtig funktioniert (neurogene Blase). Die Muskulatur der Blase verkrampft sich – sie wird überaktiv. Die Folgen sind oft Inkontinenz, Harndrang und Schmerzen

Die Blase ist neben den Augen das Organ, an dem sich eine Multiple Sklerose mit als erstes manifestiert. Funktionsstörungen nehmen im Verlauf der Erkrankungen meist zu – oft zwar langsam, aber sicher. Bei MS treten die Entzündungen im zentralen Nervensystem (ZNS) aufgrund einer unterbrochenen Signal-Übermittlung zwischen Gehirn, Rückenmark und Harnsystem auf. Je nachdem wo die Störungen im Nervensystem sitzen, haben neurogene Blasenfunktionsstörungen vielfältige Ursachen.

**Die Blasenfunktion wird in drei Stufen im zentralen Nervensystem reguliert:**

➢ Frontallappen

➢ Miktionszentrums

➢ Brücke des Hirnstamms

➢ Miktionszentrum im Sakralmark

Die Blasenfunktionsstörungen bei Multiple Sklerose gehen oft auf spinale Läsionen (Rückenmarksbeteiligung) zurück und sind daher oft auch mit Sexualfunktionsstörungen und Pyramidenbahnsymptomen (Schwäche und Spastizität) verbunden. Es besteht daher eine enge Beziehung zwischen dem Schweregrad der Blasenfunktionsstörung und dem Ausmaß der Spastischen Paraparese – inkomplette Lähmung der Beine.

## Das Miktionstagebuch

MIKTION ist ein medizinischer Begriff für den physiologischen Vorgang des Wasserlassens - dieser verläuft normalerweise willkürlich und schmerzlos. In einem Miktionstagebuch kann der Patient über einen gewissen Zeitraum dokumentieren, wie oft er täglich zur Toilette muss und wie oft er inkontinent ist. Auch wie viel er am Tage trinkt ist sehr wichtig.

**Genauer erklärt:**

Miktionstagebuch wird auch Miktionsprotokoll genannt.

➢ Miktion = Wasserlassen

Das Miktionstagebuch ist eine Tabelle mit fünf Spalten. Es hat 24 Zeilen für 24 Stunden.

In dieser Tabelle wird einige Tage lang alles notiert: genau, wann und wie viel getrunken wird. Es wird auch notiert, wann ein Harndrang zum Wasserlassen auftrat und wann man eine Toilette aufsuchen musste. Die Menge des Harns wird grob geschätzt – auf die genaue Angabe kommt es dabei nicht an.

Anhand der Aufzeichnungen sollte man lediglich nachvollziehen können, ob nur einige Tropfen Wasser abgegangen ist, oder ob viel Urin ausgeschieden wurde. Man notiert auch, ob unwillentlich Harn abgegangen ist.

**Wie kann man das Ausmaß der Inkontinenz einstufen?**

*Man notiert z. B.:*

0 = kein Harnverlust

1 = wenig Harnverlust

2 = mittelmäßig starker Harnverlust

3 = erheblichen Harnverlust

**Dieses Miktionsprotokoll eignet sich auch zur Selbstkontrolle**

Das Miktionsprotokoll kann falsche Trink- und Toilettenganggewohnheiten klarmachen. Somit dient es auch zur Selbstkontrolle bei eventuell notwendigen Verhaltensänderungen. Anhand der Notizen kann beurteilt werden, ob die Behandlung Erfolg zeigt. Es ist daher wichtig, ein Miktionsprotokoll, das man einige Tage geführt hat, dem behandelnden Arzt zu zeigen. Dieses Miktionstagebuch hilft dem Arzt, eine neurogene Blase festzustellen. Am besten trägt man die Angaben sofort ein – immer unter der entsprechenden Uhrzeit. Auch die Trinkmenge sollte man nach jedem Getränk, das man zu sich genommen hat, in Millilitern notieren. Dafür empfiehlt es sich, das Fassungsvermögen der üblicherweise verwendeten Trinkgefäße zu messen (Wasserglas, Kaffeetasse usw.), oder man füllt ein Gefäß mit Wasser (Glas, Tasse) und leert das Wasser in einen Messbecher. So kann man die Menge ganz genau bestimmen.

Es ist auch sehr sinnvoll, am Außenrand „besondere Umstände" zu notieren. Man kann z. B.: eintragen, bei welchen Bewegungen „in welchen Situationen" sich der Harnverlust ereignet hat und ob Nachtröpfeln aufgetreten ist. UND, ob bereits Medikamente gegen Inkontinenz eingenommen wurden.

Wichtig ist auch, zu notieren, in welchen Situationen es zum Harnverlust gekommen ist. Z. B.: beim Schlafen, Aufstehen, Sport oder Husten.

Zirka vier von fünf Patienten mit MS entwickeln im Laufe der Zeit Probleme mit ihrer Harnblase.

Sie treten häufig auf, weil die Nerven für die Kontrolle der Blasenfunktion relativ lang sind und daher eine große Angriffsfläche für MS-Herde bieten.

### Ausmaß der Spastik

Zwischen dem Schweregrad der Blasenstörung und dem Ausmaß der Spastik besteht ein enger Zusammenhang. Es spricht dafür, dass im Wesentlichen Schädigungen des Rückenmarks für die Blasenstörung verantwortlich sein können. Für Multiple Sklerose-Patienten können diese Störungen neben der körperlichen Beeinträchtigung auch eine psychische Belastung mit sich bringen.

Eine Blasenstörung kann durch nächtlichen Harndrang zu einer deutlichen Zunahme einer bestehenden Depression sowie auch vorhandenen Fatigue führen. Es gibt aber Hilfsmittel, um im Alltag mit einer Blasenstörung besser zurecht zu kommen.

**Hilfsmittel sind:**

➢ Für Frauen: - Vorlagen und spezielle Slips

➢ Für Männer: - Kondom-Urinale und Tropfenfänger

Fazit ist, dass es sehr wichtig ist, zur langfristigen Vermeidung von Folgeschäden, eine frühzeitige Erkennung und symptomorientierte Behandlung einzuleiten. Dabei ist oftmals die Bestimmung der Restharnmenge mittels Sonographie oder Einmalkatheter ausreichend. Ist die Therapie unzureichend, ist es allerdings wichtig, eine urodynamische Untersuchung zu beginnen. Diese Therapiemöglichkeiten sind vielfältig und hängen von der jeweiligen Problemkonstellation ab. Das Ganze ist ein komplexes Zusammenspiel verschiedener Störfelder.

**Medikamente und Co**

*ACHTUNG: Besprechen Sie sich unbedingt mit Ihren Ärzten!*

Bei Blasenstörungen werden auch Medikamente eingesetzt. Beim Auftreten von Inkontinenz oder Blasenentleerungsstörungen wird der Arzt zuerst eine Blasenentzündung ausschließen.

Es gibt Medikamente, mit denen verschiedene Formen von Blasenfunktionsstörungen erfolgreich behandelt werden können.

Einige Medikamente können die Aktivität der Blasenmuskulatur vermindern und so zu einer Entspannung führen (Harnröhre schließt besser).

Nicht jedes Medikament wirkt bei jedem Patienten gleich gut. Wichtig ist, das richtige Medikament auszutesten. Medikamente müssen allerdings auch oft mit anderen Therapieformen kombiniert werden.

In leichten Fällen reicht es manchmal auch, die Trinkgewohnheiten anzupassen. Alkoholische oder koffeinhaltige Getränke sollten gemieden werden.

**Weitere Tipps zur Behandlung einer Blasenschwäche wären:**

- Blasentraining
- Beckenbodentraining
- Elektrostimulation
- Selbstkatheterisierung

Ziel beim **Blasentraining** ist es, die Blasenentleerung zeitlich zu steuern – zu lernen, wie beim Wasserlassen ein fester Zeitplan eingehalten werden kann.

Das **Beckenbodentraining** wird vorbeugend eingesetzt und hilft bei verschiedenen Störungen. Das Training hilft, die Muskulatur zu stärken.

Bei der **Elektrostimulation** wird mit elektrischem Strom der Muskel um die Blase gestärkt. Das ist vollkommen schmerzlos.

Wenn Medikamente oder Beckenbodentraining allein nicht helfen, ist die **Selbstkatheterisierung** das einzig probate Mittel gegen Restharnbildung.

Die Erkrankten lernen den eigenständigen Umgang mit dem Katheter schnell.

**Was kann man noch tun?**

➢ Tagsüber viel trinken

➢ Abends wenig trinken

➢ Am besten ist WASSER (mindestens 2 Liter täglich)

➢ Kein Alkohol (Kaffee, Bier und Cola erhöhen den Harndrang)

➢ Blase alle 2 – 3 Stunden entleeren

➢ Keine enge Kleidung tragen

➢ Und manchmal kann auch eine Physiotherapie bei MS-Patienten helfen

# *Stillen oder nicht?*

STILLEN ist unbestritten die beste Ernährung für das Baby – es bedeutet auch Liebe, Kuscheln und Zärtlichkeit. Stillen ist also für den Säugling optimal - daher sollten auch MS-betroffene Mütter ihr Kind stillen. Unsere Natur hat es so eingerichtet, dass ein Baby mit dem Stillen immer genau den Nährstoffmix bekommt, den es gerade in der jeweiligen Phase seiner Entwicklung braucht.

Ob eine Mutter mit Multiple Sklerose ihr Kind stillen kann, hängt vom Einzelfall ab. Zirka 90% der Mütter stillen ihr Baby. Die Daten zeigen, dass das Stillen ein Schub-Schutz nach der Geburt sein kann.

Manche Frauen haben mit dem Stillen Schwierigkeiten, weil es sie sehr anstrengt – und andere müssen immunmodulatorische Medikamente nehmen (hier dürfen die Kinder nicht gestillt werden).

Die Weltgesundheitsorganisation (WHO) empfiehlt zirka fünf Monate voll zu stillen und nach dem Abstillen mit der MS-Therapie wieder zu beginnen.

Nach der Entbindung kann es vorübergehend zu einer Erhöhung der Schubrate kommen. MS-Betroffene erleiden in den ersten drei Monaten nach der Geburt einen Schub (hormonelle Umstellung). Schwangere brauchen sich nicht zu Sorgen, eventuell auftretende Schübe können auch in der Stillzeit mit Kortikosteroiden (Kortison) behandelt werden.

Im Anschluss wird ABER eine Stillpause von vier Stunden empfohlen.

Das Stillen bedeutet auch eine zusätzliche Belastung für den Körper. Jede werdende Mutter muss für sich selbst entscheiden, ob sie stillen möchte oder ob die Ernährung mit der Flasche weniger anstrengend und kräftezehrend ist.

Wenn die Mutter nicht stillt, ist eine zügige Wiederaufnahme der MS-Therapie nach der Geburt empfehlenswert.

Besprechen Sie Ihren Wunsch zu Stillen mit Ihrer Neurologin und der Gynäkologin. Eine gemeinsame Einschätzung und Haltung beider Fachärzte hilft Ihnen bei der Entscheidungsfindung.

Ein Baby zu versorgen ist eine Aufgabe rund um die Uhr und das ist gar nicht so einfach für Menschen mit MS. Es ist wichtig, dass Sie als Mutter auf Ihre eigenen Bedürfnisse achten, um die nötige Kraft und das Durchhaltevermögen für die Belastung dieser ersten Zeit mitzubringen.

**Infos zur Muttermilch:**

Die Brust der Mutter produziert in den ersten Tagen nach der Geburt die sogenannte Vormilch (Kolostrum), die cremig und gelblich aussieht. Sie ist besonders reich an Vitaminen, Eiweiß und Abwehrkörpern gegen Infektionen (regen das Immunsystem an). Durch das Stillen wird der Darm des Kindes angeregt (der erste Stuhlgang ist schwarz).

Die Milch verändert sich ab dem vierten Tag nach der Geburt und die Brust produziert größere Mengen, was unangenehm sein kann (Milchüberfluss). Diese Übergangsmilch ist cremig und sahnig.

Ende der zweiten Woche ändert sich die Milch nochmals und es wird die reife Muttermilch gebildet.

Diese besteht zu rund 90% aus Wasser und enthält zirka 6% Milchzucker (Lactose) sowie Zucker, Lipide (Fette), Proteine (Eiweiß) und einen individuell unterschiedlichen Mix aus Hunderten weiterer Substanzen. Diese sind zum Teil in so geringer Menge vorhanden, dass sie nur mit extrem empfindlichen Messmethoden identifiziert werden können.

Das Alter des Babys sowie die Lebensumstände der Mutter spielen vermutlich eine Rolle bei der Zusammensetzung der Milch, deren Geschmack auch nicht immer gleich ist. Neben der Vielzahl von wichtigen Nährstoffen enthält die Muttermilch auch LCP-Fettsäuren (wichtig für die Entwicklung von Gehirn, Nervensystem und Sehvermögen). Das sind langkettige, mehrfach ungesättigte Fettsäuren. Ebenso enthält sie Prä- und Probiotika.

**Präbiotika** steigern die Anzahl und die Aktivität der erwünschten probiotischen Milchsäurebakterien, indem sie Ballaststoffe liefern, die den Präbiotika sozusagen als "Nahrung" dienen.

**Probiotische** Milchsäurekulturen (Probiotika), die in der Muttermilch zu finden sind, tragen bei gestillten Babys zu einer gesunden Darmflora bei.

# Entwicklung des Kindes

Egal ob sie Multiple Sklerose haben oder nicht, die Geburt des Kindes bedeutet für alle Eltern gleichermaßen Freude und Anstrengung.

Neben der Belastung der MS-Erkrankung kommen nun die Sorge um das Wohlergehen und die Entwicklung des Kindes hinzu. Dies stellt zusätzlich eine weitere Unsicherheit dar und eine gute Planung und Organisation wird wichtig.

Es wird daher wichtig sein, dass Sie Ihre Kräfte schonen. Nehmen Sie sich Zeit für regelmäßige Ruhezeiten. Machen Sie sich schon zu Beginn der Schwangerschaft Gedanken über mögliche Unterstützung.

Wenn Ihr Kind schläft, dann sollten Sie auch an sich selbst denken! Überlegen Sie, welche Aufgaben unbedingt erledigt werden müssen – alles Unwichtige lassen Sie liegen. Scheuen Sie sich nicht, Hilfe anzunehmen, wenn es möglich ist, geben Sie Arbeiten an die Familie oder Freunde ab.

Wichtig ist, dass Sie Ihr Kind möglichst schnell an eine geregelte Schlafroutine gewöhnen.

Eine gute Baby-Ausstattung hilft und spart ebenso Kraft. Lassen Sie sich in einem Babyfachgeschäft beraten und schildern Sie dem Fachverkäufer Ihre MS-Situation. Vielleicht können Sie gemeinsam einige Lösungen für Ihre individuellen Bedürfnisse finden.

Zum Beispiel sollte das Kinderbett stufenweise höhenverstellbar sein. So kann ein noch kleines Baby auf der obersten Stufe sicher schlafen und Sie können es besser herausnehmen. Die Matratze (Kaltschaum) sollte leicht sein. Wählen Sie ein großzügiges Spannbettlaken, so tun Sie sich leichter mit dem Beziehen des Bettes.

Bevor Sie einen Kinderwagen kaufen, sollten Sie diesen im Fachgeschäft ausprobieren. Achten Sie darauf, dass der Wagen leicht zu bedienen ist. Die Handhabung der Sitzfunktion, der Bremsen, der Gurte und die Höhenverstellbarkeit des Griffs sollten ohne viel Kraft möglich sein. Zum Beispiel erleichtern große Räder das Lenken. Die Wagenhöhe sollte ein leichtes Hineinsetzen des Kindes ermöglichen.

Den Wickeltisch sollten Sie in der für Sie passenden Höhe wählen. Denken Sie immer daran, dass Ihr Kind sich bald hin und her rollen kann. So ist es auch wichtig, dass die Auflage für den Wickeltisch seitlich hoch genug ist! Utensilien wie Windeln, Tücher, Creme etc. sollten auf einem Regal in guter Greifhöhe sein, damit Sie immer eine Hand benutzen können, um Ihr Kind festzuhalten. Auch ein Eimer für die Windeln darf nicht fehlen.

Auch die Anschaffung eines stufenverstellbaren Laufstalls halte ich für sinnvoll. Ihr Baby kann in diesem sicher seine ersten Bewegungsübungen vollbringen. Sie können dann auch ruhig zur Toilette gehen…

Die Babywanne sollte auch in der richtigen Höhe stehen. Wenn Sie unsicher sind, ob Sie Ihr Kind alleine baden können, bitten Sie Ihren Partner, Familie oder Freund/in, Ihnen zu helfen. Wenn Ihr Kind größer ist, kann es in der großen Wanne baden (mit rutschfester Matte). Im Übrigen ist es nicht zwingend notwendig, Ihr Kind täglich zu baden.

Den Kinderstuhl wählen Sie bitte auch so, dass Sie Ihr Kind bequem Hineinsitzen und Herausnehmen können. Es gibt mitwachsende Stühle, die sind so gestaltet, dass das Kind schnell selbst hineinklettern kann. Der Stuhl sollte auch nicht zu schwer sein, damit Sie ihn leicht hin und her bewegen können. Je selbstständiger Ihr Nachwuchs ist, desto mehr Entlastung haben Sie.

Eltern mit MS können aufgrund ihrer Symptomatik auf verschiedene Art und Weise im Alltag eingeschränkt sein, daher braucht Ihr Kind Regeln und Grenzen. Diese werden natürlich von Ihrem Kind getestet und ausgereizt. Kinder brauchen aber das Gefühl, dass ihre Eltern wissen, wo es langgeht, dann brauchen sie ihren Freiraum auch nicht täglich oder sogar stündlich neu zu vermessen.

Eltern mit MS sind manchmal durch Schwäche in den Beinen oder Gleichgewichtsstörungen nicht so mobil, andere aufgrund von Fatigue nicht so leistungsfähig – auch Gefühls-, Seh- oder Koordinationsstörung sowie die vielen anderen verschiedenen MS-Symptome können den Alltag erschweren.

**Trotzdem können Eltern mit MS ihre Zukunft und die ihres Kindes liebevoll und aktiv gestalten.**

Kinder von MS'ler sollten schon früh lernen, dass es in bestimmten Situationen wichtig ist, Ihren Anweisungen zu folgen. Dies dient der Sicherheit Ihres Kindes und Ihnen zur Beruhigung.

Sie brauchen für diese bestimmte Strenge kein schlechtes Gewissen zu haben, denken Sie immer daran, dass Sie vielleicht nicht so schnell hinter ihrem Kind herlaufen können. Feste Regeln und Grenzen bieten Zuverlässigkeit – umso besser halten Kinder ihren Krisen stand. Die Grenzen sind ja nicht nur einengende Gitterstäbe sondern auch Schutzgitter.

Eltern, die jeden Ärger hinunterschlucken, die immer nachgeben und hilflos auf jede Forderung reagieren, tun sich selbst keinen Gefallen. Für Eltern ist es sehr wichtig, die eigenen Grenzen zu kennen und auch zu schützen. Nur so spüren sie früh genug, was ihre Geduld, ihre Kraft und ihr Verständnis übersteigt.

**ABER zu viele Grenzen machen Kinder bockig!**

Es gibt Kinder, die müssen einen ganzen Berg von Regeln einhalten. Diese Kinder kommen viel häufiger in die Situation Grenzen zu übertreten, als Kinder, bei denen nur wenige, aber wichtige Dinge auf der Verbotsliste stehen. Kinder, deren Wünsche und Bedürfnisse nach Möglichkeit respektiert werden, sind viel eher bereit, sich an Regeln und Grenzen zu halten.

Von Beginn der Erziehung an gewöhnen Sie Ihr Kind daran, dass man Konflikte mit Worten löst und nicht mit lautem Geschrei sowie mit Fäusten.

Lautes Schimpfen wirkt zwar im ersten Moment, doch bringt es meist nichts und stresst zusätzlich. Ein konsequentes „Nein" und ein bestimmter Blick reichen dagegen meist aus.

Wichtig ist auch, dass Sie mit Ihrem Partner immer einig sind. So kann Ihr Kind die Regeln auch besser verstehen, während Unstimmigkeiten zwischen Eltern die Kinder oft verunsichern.

Gehen Sie in Ihrer Erziehung offen mit der MS um. Die Krankheit hat auch Auswirkungen auf Ihr Kind das mit Ihnen leidet, wenn es Ihnen schlecht geht. Bleiben Sie immer offen und ehrlich über Ihren Zustand gegenüber Ihrem Kind, aber setzen Sie ihre MS nicht ein, um Regeln oder Grenzen durchzusetzen.

Sie können Ihrem Kind klar umrissene Aufgaben übertragen, solange diese altersgerecht sind. Zum Beispiel können kleine Kinder schon den Tisch decken und abräumen. ABER denken Sie immer daran, dass ein Kind seine Kindheit genießen soll, bevor es mit der Verantwortung des Erwachsenseins konfrontiert wird. Es ist auch wichtig, Kinder so oft wie möglich selbst entscheiden (oder mitentscheiden) zu lassen. Natürlich müssen Sie als Eltern in vielen Bereichen die Richtung vorgeben, doch können Sie mit Ihrem Kind bestimmte Bereiche festlegen, über die es selbst bestimmen darf.

Zum Beispiel könnten Sie Ihr Kind entscheiden lassen, welche Kleidung es tragen möchte, so lange es nicht Sandalen im Winter wählt. Auch könnten Sie einen Tag in der Woche ausmachen, an dem Ihr Kind bestimmen darf, was es mittags zu Essen gibt.

Ja, und lassen Sie hin und wieder eine Ausnahme zu und drücken Sie ein Auge zu, wenn Ihr Kind sich nicht an die Regeln hält. Seien Sie nachsichtiger, wenn es beispielsweise krank oder völlig übermüdet ist.

**Weitere Tipps:**

Gönnen Sie sich so oft Ruhe wie möglich, die Entspannung ist sehr wichtig!

Schlafen auch Sie, wenn das Baby schläft.

Vereinfachen Sie die Haushaltsführung.

Nehmen Sie jede mögliche Hilfe in Anspruch, die Sie bekommen können. Vielleicht bekommen Sie auch Hilfe von Ihrer Krankenkasse. Fragen kostet nichts ☺

Sollten Sie stillen, dann richten Sie sich eine einladende Stillecke ein. Überlegen Sie auch, ob Sie das Baby nachts zum Stillen mit in Ihr Bett nehmen möchten. Sie bekommen dadurch vielleicht mehr Schlaf. Achten Sie dabei auf eine sichere Schlafumgebung.

Sollte es Sie doch erwischen, ist es gut, einen durchdachten Notfallplan zu haben.

Fragen Sie sich rechtzeitig, wer in einem solchen Fall unterstützend einspringen kann. Sprechen Sie am besten einen solchen Notfallplan mit Partner, Familie und Freunden ab. Das gibt Ihnen ein Gefühl der Sicherheit und erspart unnötige Sorgen.

Bitten Sie den Kindergarten, dass er Sie frühzeitig über gehäufte Infektionen, z. B. bei Grippe oder Magen-Darm-Viren, zu informieren. In diesem Fall sollte vielleicht besser Ihr Partner oder eine andere Person Ihr Kind hinbringen und abholen, damit Sie diese zusätzliche Ansteckungsgefahr für sich selbst umgehen können.

Sehr wichtig ist auch, dass Sie Ihrem Kind von klein an beibringen, dass man IMMER die Hände wäscht, wenn man nach Hause kommt (mehrmals waschen und einige Minuten lang einseifen).

Sprechen Sie mit Ihrem Kinderarzt über Ihre Situation. Es besteht vielleicht die Möglichkeit, dass Sie beim Besuch beim Kinderarzt nicht im Wartezimmer warten müssen. Das Wartezimmer ist zu jeder Jahreszeit voll mit Viren und Bakterien, vor denen Sie sich schützen sollten.

Fazit: Auch Eltern brauchen Zeit für sich, dies gilt insbesondere für MS-Betroffene. Entspannte und glückliche Eltern haben entspannte und glückliche Kinder.

Trinken Sie immer, wenn Sie durstig sind – trinken Sie zirka 2 Liter täglich. Meiden sollten Sie aber unbedingt „stimulierende Energydrinks".

Alkoholische Getränke, Kaffee, schwarzen Tee und Softdrinks sollten Sie nur in sehr geringem Maße zu sich nehmen.

Wenn Ihr Kind im Kindergarten ist, wird es die üblichen Infekte durchmachen (stärkt sein Immunsystem). Dies kann für MS-Betroffene problematisch sein, da ein Infekt einen neuen Schub auslösen kann. Es ist so, dass man als Erwachsener oft nicht mehr immun gegen diese Bakterien und Viren ist.

Kranke Kinder sind sehr anhänglich und fordern viel Aufmerksamkeit, dabei noch alles zu desinfizieren ist dann unmöglich.

# *Depressionen in der Schwangerschaft*

***DEPRESSIONEN sind ein sehr großes Thema bei MS, nicht nur in der Schwangerschaft!***

Eine Depression kann jeden treffen, unabhängig von Alter, Geschlecht und sozialem Status. Frauen sind etwa doppelt so häufig wie Männer betroffen. Wir ALLE kennen Phasen unseres Lebens, in denen wir traurig, unglücklich oder einsam sind. Dauert eine traurige Phase aber über Wochen an, könnte bereits eine Depression vorliegen.

Depressionen sind keinesfalls ein Zeichen persönlichen Versagens oder Schwäche, sondern eine episodische Erkrankung und können viele Ursachen haben. Bei einer Depression liegen Störungen in Bezug auf Botenstoffe im Gehirn vor und niemand, der unter Depressionen leidet, braucht sich schuldig zu fühlen. Die Gefahr von Suizidversuchen ist groß. Fast alle Patienten mit schweren Depressionen haben Selbsttötungs-Gedanken. In Deutschland gibt es zirka 5 Millionen Menschen, die an Depressionen erkrankt sind. Für das Jahr 2020 schätzen Experten eine tendenzielle Steigerung. Somit liegt die DEPRESSION an 4. Stelle der wichtigsten Erkrankungen. Im Lebensalter zwischen 25 und 45 Jahren werden Depressionen gehäuft diagnostiziert.

Menschen, die an Multipler Sklerose (MS) erkrankt sind, haben ein höheres Risiko, an Depressionen zu erkranken. Der Grund ist, dass es an der psychischen Belastung liegt, die solch eine chronische Erkrankung mit sich bringt. Zum anderen kann Multiple Sklerose selbst durch neuropsychologische Vorgänge eine Depression auslösen.

Die Diagnose „Multiple Sklerose" hat einen gravierenden Einfluss auf das Leben des Erkrankten. Die psychische Belastung löst oft eine Depression aus (reaktiven Depression). Auch die „Erschöpfungsdepression" ist eine Art von Depression. Diese macht sich nach einer lange „andauernden und psychischen Belastung" bemerkbar.

Die Krankheit (Multiple Sklerose) ruft mitunter selbst Depressionen hervor (organische Depression). Bei der dualen Erkrankung werden das Myelin und die Nervenfasern im Gehirn durch entzündliche Prozesse geschädigt und langfristig abgebaut.

Eine Schädigung der Bereiche des Gehirns (wo Emotionen gesteuert werden) kann eine Vielfalt von psychischen Symptomen sowie Depressionen zur Folge haben. Auch können Depressionen als Nebenwirkung verschiedener Medikamente (z. B. Kortison) auftreten.

Das Risiko für die Entwicklung einer Depression im Verlauf der Multiplen Sklerose (MS) ist etwa dreimal größer als das bei Menschen ohne Multiple Sklerose.

Gerade in der Anfangszeit, wenn noch unklar ist, wie sich die Erkrankung entwickelt, ist die Gefahr groß, in eine depressive Verstimmung abzurutschen.

Die Depressionen bei Multipler Sklerose beeinflussen neben der Gefühlswelt auch die allgemeine und körperliche Funktionsfähigkeit und Befindlichkeit. Körperliche Beschwerden und Probleme verstärken sich und wirken dann wiederum auf die Depression.

Es gibt Beobachtungen, die sagen aus, dass eine „Interferon-Therapie" bei Menschen, die schon einmal unter einer Depression gelitten haben, ein Wiederauftreten begünstigen kann.

Dies ist aber nach Ansicht von Experten kein Grund, auf eine Interferon-Therapie zu verzichten.

Die Entstehung einer Depression ist so komplex, dass es schwierig ist, eine einzige Ursache auszumachen – hier spielen genetische, seelische und körperliche Faktoren zusammen.

Hinzu kommt, dass alleine die Diagnose „Multiple Sklerose" zu einer Depression führen kann – manchmal in der unklaren Anfangsphase oder auch während eines MS-Schubes.

Nicht immer ist eine Schwangerschaft eine fröhliche Zeit, fast zehn Prozent der schwangeren Frauen „ob mit MS oder ohne MS" leiden unter depressiven Anfällen.

Depressive Anfälle haben nichts mit Stimmungsschwankungen zu tun, denn eine Depression bedeutet mehr als sich nur traurig oder schlecht zu fühlen. Wenn Sie nicht die richtige Hilfe bekommen, kann diese Depression ein ernsthaftes Problem werden.

Bei jeder Schwangeren können die Symptome anders verlaufen.

**Verschiedene Symptome können sein:**

- Angst
- Konzentrationsschwierigkeiten
- Reizbarkeit
- Schlafprobleme
- Andauernde Müdigkeit/Mattheit
- Ständig Heißhunger oder Appetitlosigkeit
- Freudlosigkeit
- Traurigkeit
- Hilflosigkeit (weinerlich)

Wissenschaftler glauben, dass es an den Schwangerschaftshormonen liegen könnte, die manchmal etwas verrücktspielen. Weitere mögliche Auslöser können Geldsorgen, berufliche- oder Beziehungsprobleme sein.

Bevor sich eine Depression manifestiert, sprechen Sie mit Ihrem Partner, Ihrer Familie, mit Freunden oder ihrem Arzt. Verkriechen Sie sich nicht ins Schneckenhaus. Eine Unterstützung von lieben Menschen kann Ihnen helfen und ihnen Rückhalt geben.

Suchen Sie sich bitte Hilfe, wenn Sie zwei Wochen selbst versucht haben, sich aus einem depressiven Loch zu holen und nichts geholfen hat. Sie MÜSSEN sich einem Therapeuten/Therapeutin anvertrauen und vielleicht können auch Antidepressiva von Nutzen sein. Zusätzlich gibt es die Möglichkeit der Begleitung mit psychisch ausgleichender Akupunktur und treten Sie frühzeitig in Kontakt mit einer Hebamme.

Wenn Sie an Selbstmord denken, sich unfähig und labil fühlen, ihren täglichen Verpflichtungen nicht mehr nachgehen können, dann sprechen Sie SOFORT mit ihrem Arzt, Hebamme und vertrauen Sie sich einem Therapeuten oder Psychiater an. Dies ist kein Anzeichen von Schwäche! Es ist ein Zeichen dafür, dass Sie eine pflichtbewusste und gute Mutter sind!

Es gibt Frauen, die fallen nach der Geburt in eine Depression. Hebammen und auch Ärzte erkennen manchmal nicht die ersten Anzeichen, dabei ist eine schnelle Hilfe wichtig – nicht nur für die Mutter, sondern auch für die Entwicklung des Kindes.

Diese Depressionen nennt man auch: Postpartale Stimmungskrisen. Das sind psychische Zustände oder Störungen, die in einem zeitlichen Zusammenhang mit dem Wochenbett auftreten. Die Bandbreite der im Wochenbett auftretenden Zustände reicht von einer leichten Traurigkeit über Depressionen bis hin zu schweren psychotischen Erkrankungen.

Die Depression darf nicht mit dem häufig zitierten Babyblues oder Heultagen verwechselt werden. Der Babyblues kommt bei zirka 55 Prozent der Frauen vor und tritt in der Regel in den ersten Wochen nach der Geburt auf. Er ist hormonell begründet und muss nicht behandelt werden.

Nach der Einschätzung von Experten haben Frauen ein besonders hohes Risiko an Depressionen zu erkranken, die schon einmal unter Stimmungserkrankungen gelitten haben. Auch Depressionen in der Familie können ein Faktor sein. Vertrauen Sie sich bitte gleich einem Arzt oder Hebamme an!

Studien zeigen, dass bestimmte Persönlichkeitsfacetten der Mutter ein Risikofaktor sein können. Die Psychotherapeuten berichten, dass es in der Regel sehr gewissenhafte, perfektionistische und autonome Frauen sind. Diesen Müttern fällt es häufig schwer, mit einem Kind nicht mehr alles selbstbestimmt kontrollieren zu können.

Der Hormonspiegel, vor allem Östrogen und Progesteron, sinkt nach der Geburt, gleichzeitig produziert der Körper der Frau nach der Niederkunft das Hormon Prolaktin, das für die Milchbildung verantwortlich ist.

Dieser hormonelle Wechsel, der auch noch weitere Hormone betrifft, kann also zu starken Stimmungsschwankungen führen. Der Zustand dauert zirka sieben Tage an und hört meistens dann wieder auf, spätestens, wenn die Wöchnerinnen die Klink verlassen.

Leider ist es in unserer Gesellschaft immer noch üblich, dass die Frau nach der Geburt glücklich zu sein hat. Dies ist ein sehr starker Druck und manche Frauen versuchen nach der Geburt dies zu verbergen. Es ist aber SEHR wichtig, dass sich diese Mütter in diesem Zustand Hilfe suchen. Die Strategie, die Depression zu unterdrücken und zu verstecken, macht meistens alles nur noch schlimmer.

Es helfen auch exzellente Medikamente, die bei Postnataler Depression eingesetzt werden. Leider glauben viele Frauen irrtümlich, dass Antidepressiva abhängig machen. Das ist NICHT der Fall!

Ein großes Problem ist es immer noch, dass Patienten die Medikamente nicht richtig einnehmen. Hier müssen Sie Ihrem Arzt vertrauen!

Wenn Sie stillen, wird Ihnen Ihr Arzt Medikamente verschreiben, die Ihr Baby nicht beeinträchtigen.

**Was ist eigentlich eine Depression?**

Eine Depression (deprimere - Niederdrücken) ist eine psychische Erkrankung des Gefühls- und Gemütslebens. Fast jeder Fünfte erkrankt mindestens einmal im Leben an einer Depression. Weil viele Betroffene die Anzeichen einer Depression nicht richtig deuten oder sich scheuen, zum Arzt zu gehen, liegt die Dunkelziffer vermutlich um ein Vielfaches höher.

**Die Zeichen einer Depression können sein:**

- negative Gedanken
- negative Stimmung
- keine Freude mehr empfinden
- keinen Antrieb spüren
- kein Selbstwertempfinden
- fehlende Leistungsfähigkeit
- kein Einfühlungsvermögen
- Zukunftsangst
- vielfältige körperliche Symptome (Schlaflosigkeit, Appetitstörungen, Schmerzzustände)

In der Psychiatrie wird die DEPRESSION den affektiven Störungen zugeordnet. Eine Diagnose wird immer nach Symptomen und Verlauf gestellt.

Nach der fachärztlichen Leitlinie der „Deutschen Gesellschaft für Psychiatrie und Psychotherapie, Psychosomatik und Nervenheilkunde „DGPPN" (Nationale Versorgungs-Leitlinie Unipolare Depression)" vom Jahr 2011 wird empfohlen, zum Zwecke der Diagnose (nach ICD-10) zwischen drei Haupt- und sieben Zusatzsymptomen zu unterscheiden.

Für eine Diagnosestellung müssen Hauptsymptome und weitere depressive Symptome mindestens zwei Wochen lang fortwährend vorhanden sein.

Aufgrund ihres vielfältigen Erscheinungsbildes, wird die Depression vom Hausarzt oft nicht erkannt. Es gehört neben medizinischem Fachwissen auch viel psychiatrische Erfahrung dazu, um eine Depression schnell und sicher zu diagnostizieren. Ist eine richtige Diagnose erst mal gestellt, ist die Lage alles andere als aussichtslos. Hinsichtlich der Therapie hat sich in den letzten Jahrzehnten viel getan. Mehr als 80% der Erkrankten kann geholfen werden.

Patienten beschreiben ihre depressiven Gefühle unterschiedlich. So wird von Hoffnungslosigkeit, Niedergeschlagenheit und von Verzweiflung berichtet, andere schildern mehr eine Gefühllosigkeit, bei der sie weder Trauer noch Freude empfinden können. Auffällig ist auch, dass depressive Patienten sich langsam bewegen sowie auch langsam sprechen.

Eine Depression wird oft von einer anderen Erkrankung überdeckt und nicht erkannt. Sie kann sich auch vorwiegend durch körperliche Symptome (Schmerzen) bemerkbar machen.

**Bei schweren depressiven Störungen können auch psychotische Symptome auftreten wie:**

- Halluzinationen
- Wahnideen
- Stupor (körperliche Starrheit)

Eine „nicht behandelte" depressive Phase (Episode) dauert zirka sieben Monate.

Die behandelte Depression kann bei den meisten Menschen vollständig geheilt werden – bei manchen Patienten bleibt jedoch ein kleiner Rest der depressiven Symptome bestehen.

Die Depression kann sich auch chronisch entwickeln. Das heißt, dass sich die depressiven Phasen regelmäßig wiederholen – es entsteht eine Dysthymie. Hier sind die Symptome nicht so ausgeprägt wie bei einer klassischen Depression.

Bei über der Hälfte der Patienten kommt es nach einer ersten Erkrankung zu einer weiteren depressiven Episode.

Eine Behandlung richtet sich danach, ob eine Depression erstmals oder wiederholt auftritt und wie schwer der Patient erkrankt ist.

Sie sollte sich an den Empfehlungen orientieren, die in der „Nationalen Versorgungsleitlinie (Unipolare Depression)" stehen.

Nicht jede Depression muss sofort psychotherapeutisch oder mit Medikamenten behandelt werden.

Eine effektive Behandlung senkt die Rückfallrate erheblich.

**Hinsichtlich ihrer Wirksamkeit belegte Psychotherapieverfahren bei Depressionen sind:**

- ➢ Gesprächspsychotherapie
- ➢ Verhaltenstherapie
- ➢ psychodynamische Psychotherapie
- ➢ interpersonelle Psychotherapie
- ➢ systemische Therapie
- ➢ medikamentöse Therapie (verschiedene Antidepressiva)

Eine depressive Störung ist NICHT dasselbe wie eine vorübergehende Niedergeschlagenheit! Eine Depression kann auch durch eine körperliche Erkrankung oder durch Medikamente hervorgerufen werden. Denkbar ist auch, dass diese Erkrankung in einem engen Zusammenhang mit einem Ereignis im Leben des Betroffenen stehen kann, wie z. B. einem Trauerfall, Arbeitsverlustes, Trennung oder finanzieller Verschuldung.

Ein weiterer zusätzlicher Faktor könnte eine manisch-depressive Erkrankung sein (bipolare Störung). Hier treten neben ausgeprägten Tiefs auch ausgeprägte Hochs auf. In diesen Hochphasen ist der Erkrankte oft überaktiv und ausgesprochen redselig. In dieser Zeit wird häufig das Denken, das Sozialverhalten und die Urteilsfähigkeit beeinflusst.

Wenn die Anzeichen einer Depression bemerkt werden, sollte man schnellst möglich zum Arzt gehen. Oft ist es für Betroffene, aber auch Angehörige wichtig, die Lebensumstände entsprechend zu ändern (Arbeitssituation / Privatleben).

Der erste Ansprechpartner sollte der Hausarzt sein, dieser überweist sie an einen Psychologen. Vielleicht gehören zur ersten Behandlung auch Medikamente (Antidepressiva) und eine Psychotherapie.

**Ergänzend dazu:**

- Entspannungsmethoden
- Selbstreflexion
- EMDR (Eye Movement Desensitization and Reprocessing)

Die Therapien können je nach Schwere der Depression ambulant oder stationär erfolgen – meist dauern sie mehrere Wochen.

Diese Krankheit ist eine ernst zu nehmende Erkrankung, die nicht nur für den Betroffenen eine enorme Belastung ist, sondern auch sein soziales Umfeld vor eine Situation stellt, die viel Geduld und Sensibilität erfordert.

In Studien über Depressionen zeigt sich, dass fast jeder Patient während einer depressiven Episode über kognitive Dysfunktionen klagt. Nach Ende einer akuten Depression bleiben diese Einschränkungen bestehen.

Diese Begleiterscheinungen einer Depression belasten den Betroffenen sowie auch sein Umfeld sehr. Hier ist es wichtig, dass man sich mit seinem Arzt bespricht. Dieser kann dann die Symptome in die Therapie mit einbeziehen.

Eine Depression wird durch mehrere Faktoren ausgelöst und aufrechterhalten. Es spielen dabei biologische, psychische und psychosoziale Aspekte eine wichtige Rolle.

Zum Beispiel kann durch belastende Lebensereignisse eher eine Depression ausgelöst werden, wenn bereits genetisch bedingt eine erhöhte Empfindlichkeit (Vulnerabilität) für die Erkrankung besteht.

Das Zusammenspiel der verschiedenen Ursachen hat wiederum Auswirkungen auf die Therapie.

Untersuchungen mit Familien und Zwillingsstudien belegen, dass genetische Faktoren bei der Depression von Bedeutung sind.

So können Kinder, deren Mutter oder Vater depressiv sind, mit einer Wahrscheinlichkeit von 10 bis 15 Prozent selbst an einer Depression erkranken.

Eine erbliche Veranlagung bedeutet aber nicht, dass eine Person zwangsläufig an einer Depression erkrankt. Oft wirken Gene und Umweltbedingungen oder Lebenssituation zusammen.

Zum Beispiel ist auch die Aktivität der Botenstoffe im Gehirn (Neurotransmitter) durch genetische Faktoren beeinflusst. Diese übermitteln an den Synapsen (den Verbindungsstellen zwischen zwei Nervenfasern im Gehirn) Informationen und haben somit Einfluss auf unsere Gedanken (Erleben, Gefühle).

Depressive Menschen haben durch verschiedene Faktoren eine geringere Toleranz gegenüber seelischen, körperlichen und biografischen Belastungsfaktoren als gesunde Menschen.

Diese Verletzlichkeit (Vulnerabilität) spielt bei dem Ausbruch und der Aufrechterhaltung ihrer Depression eine große Rolle.

Jeder Mensch hat seine Erwartungen und Wünsche und wenn diese Wünsche nicht erfüllt werden, entsteht oft eine innerliche Wut. Es wird dann gegen diese Wut angekämpft, oft ist man enttäuscht und fällt vielleicht auch in ein tiefes Loch – es entsteht eine Krise. Wie der einzelne reagiert, hängt von seiner Lebenseinstellung und seiner Lebenserfahrung ab.

Depressionen werden von negativen Lebenseinstellungen geprägt. Man bewertet sein Leben als ausweglos und fühlt sich als Versager.

Zum Beispiel denkt der Kranke, wenn er seine Arbeit verliert, nie mehr eine Anstellung zu finden. Genauso ist es, wenn er seinen Partner verliert. Er denkt, nicht liebenswert zu sein und zieht sich zurück.

Auch eine schlechte Kindheit kann als Grundstein einer depressiven Erkrankung angesehen werden. Die Störungen können sich bis ins Erwachsenenalter hinziehen und sich zu einer Depression auswachsen.

Forschungsarbeiten haben gezeigt, dass während einer Depression die Systeme für Botenstoffe im Gehirn aus dem Gleichgewicht kommen. Dies betrifft insbesondere die Transmitter-Systeme für die Botenstoffe „Serotonin und Noradrenalin".

Entweder liegen die Neurotransmitter in zu geringer Konzentration vor, oder die Empfindlichkeiten der Rezeptoren (diese wirken an den Botenstoffen) ist dauerhaft verändert. An dieser Stelle setzt dann auch eine Behandlung mit antidepressiven Medikamenten an. Diese Medikamente sollen den Serotonin- und Noradrenalin-Stoffwechsel wieder normalisieren.

Es wurde auch mithilfe bildgebender Verfahren bei depressiven Menschen während einer Episode festgestellt, dass es eine veränderte Aktivität des so genannten limbischen Systems im Gehirn gibt.

Das limbische System, auch als stressregulierendes System bezeichnet, ist für das Empfinden und Verarbeiten von Gefühlen mitverantwortlich.

Die veränderte Aktivität bei der Verarbeitung von Gefühlen erklärt die erhöhte psychische Verletzlichkeit depressiver Menschen und warum Schicksalsschläge einer Erkrankung vorausgehen.

Auch das Stresshormon wird mit der Entstehung einer Depression in Zusammenhang gebracht.

Die Stresshormone werden in Schreck- und Gefahrensituation ausgeschüttet. Sie erhöhen kurzfristig die Anspannung und die Aufmerksamkeit. Auf diese Weise wird der Körper darauf vorbereitet, schnell und effektiv zu reagieren.

Depressive Menschen haben ein gestörtes Kontrollsystem. So ließen sich bei depressiven Patienten erhöhte Werte des Stresshormons Cortisol im Blut und im Urin nachweisen.

Auch ein veränderter Hormonhaushalt kann eine Depression auslösen. So kann zum Beispiel vorkommen, dass Frauen nach der Geburt oder in den Wechseljahren an einer Depression erkranken.

**Depressionen sind nicht nur vielgestaltig; sie haben auch eine Vielzahl von Ursachen:**

➢ Vererbung

➢ Persönlichkeit

➢ Neurophysiologie

➢ Belastungen, Überforderungen, Stress

➢ Pessimistisches Denken, Selbstzweifel

➢ Lerngeschichte, fehlendes Zutrauen und Können

➢ Fehlende positive Aktivitäten bzw. Erfahrungen

Um sich mit der Krankheit „Depression" erfolgreich auseinandersetzen zu können, muss man wissen, wo man ansetzen kann. Es ist wichtig, dass man ein Konzept hat, ein Leitbild, das einem sagt, welche Maßnahmen günstig und welche ungünstig im Umgang mit der Depressionsproblematik sind.

**Eine Winterdepression zum Beispiel verläuft ganz anders! Sollten Sie im Herbst schwanger werden...**

... Eine Winterdepression (auch saisonal-affektive Störung genannt) ist eine depressive Störung, die in den Herbst- und Wintermonaten (Lichtentzug) auftritt.

Sie ist als Sonderform der affektiven Störungen im ICD-10 den rezidivierenden depressiven Störungen zugeordnet.

**In Deutschland leiden zirka 800 Tausend Menschen an dieser Depression. Sie macht sich vor allem bemerkbar durch:**

- Antriebsverlust
- niedergedrückte Stimmung
- schlechte Laune
- Freudlosigkeit
- verstärkte Müdigkeit
- gesteigertem Appetit

Eine Winter-Depression wird oft im Frühjahr von einer leichten Hochstimmung abgelöst.

Auslöser für eine Winterdepression ist die verkürzte Sonneneinstrahlung (Mangel an natürlichem Tageslicht). Durch den Lichtmangel in der dunklen Jahreszeit werden bestimmte biochemische Veränderungen im Gehirn ausgelöst. Diese kann mit verantwortlich sein. Das Licht wirkt auf die Produktion des körpereigenen Hormons Melatonin, das unter anderem den Schlaf- und Wachrhythmus des Körpers beeinflusst.

Melatonin ist ein Hormon, das von den Pinealozyten in der Zirbeldrüse (Epiphyse), einem Teil des Zwischenhirns, aus Serotonin produziert wird und den Tag/Nacht-Rhythmus des menschlichen Körpers steuert.

Während der dunkleren Jahreshälfte wird im Körper vermehrt Melatonin gebildet. Das führt dazu, dass manche Menschen sich zunehmend schlapp und schläfrig fühlen. Dies wurde aber eindeutig noch NICHT belegt.

Es ist für einen Laien nicht einfach zu erkennen, ob man an einer „saisonal-affektiven Störung" leidet oder ob es sich nur um eine Verstimmung handelt.

Handelt es sich um ein Stimmungstief, besteht erst mal kein Grund zur Sorge. Es ist dennoch sinnvoll, rechtzeitig zu wissen, ob eventuell eine Neigung zu Depressionen besteht.

Zur Behandlung einer Herbst- beziehungsweise Winterdepression wird häufig eine Lichttherapie eingesetzt. Eine Lichttherapie ist ein von der wissenschaftlichen Medizin anerkanntes Verfahren zur Behandlung verschiedener Erkrankungen. Bei der Lichttherapie setzt sich der Patient täglich für zirka 30 Minuten vor eine sehr helle Lampe, die speziell für diese Erkrankung entwickelt wurde.

Indem man mit sehr hellen Lichtquellen (zirka 10.000 Lux) diesen Lichtmangel ausgleicht, versucht man ein Abklingen der depressiven Symptome zu erreichen.

Dabei ersetzt man das fehlendende Tageslicht in der Regel morgens durch künstliches Tageslicht, welches eine deutlich höhere Intensität hat als die normale Zimmerbeleuchtung.

Sich vor seine Schreibtischlampe zu setzen nutzt überhaupt nichts. Die Lichtleistung, die mit herkömmlichen Lampen erreicht wird, ist viel zu niedrig.

Eine Lichttherapie wirkt auch bei anderen Erkrankungen wie zum Beispiel bei Depressionen, die nicht nur saisonal auftauchen. Es wurde auch berichtet, dass sie bei saisonalen Panikstörungen, Zwangsstörungen und Bulimie helfen kann.

Ein Arzt kann mit Ihnen zusammen feststellen, ob Sie wirklich an einer saisonalen Depression oder an etwas anderem leiden. Möglicherweise empfiehlt er eine Lichttherapie, eine medikamentöse Behandlung oder eine Kombination von beidem.

Als weitere „nicht-medikamentöse Behandlungsmethode" kommt der Schlafentzug infrage.

*Der Schlafentzug ist der willentlich oder unwillentlich herbeigeführte Entzug von Schlaf. Schlafentzug wird in der Psychiatrie als Schlafentzugsbehandlung oder Wachtherapie als Behandlungsverfahren bei Depressionen eingesetzt.*

*Quelle: http://de.wikipedia.org/wiki/Schlafentzug*

Der Schlafentzug ist tatsächlich sehr wirksam. Therapeuten setzen zusätzlich zu Medikamenten und Psychotherapie „als unterstützendes Verfahren" auch den Schlafentzug ein.

Diese Therapie (Wachtherapie) schafft es als einziges Behandlungsverfahren gegen Depression „bei mehr als der Hälfte der Betroffenen" schon am nächsten Tag die Stimmung deutlich zu verbessern.

Die Patienten bleiben die ganze Nacht hindurch auf oder werden gegen ein oder zwei Uhr geweckt, um dann bis zum nächsten Abend wach zu sein. Erst nach ungefähr 36 Stunden ist wieder eine Nachtruhe eingeplant.

Mehrere Dutzend Studien aus aller Welt haben gezeigt, dass diese Methode nicht nur simpel, sondern auch effektiv ist. Bei zirka 50 bis 80 Prozent aller Patienten verfliegt die Schwermut schon nach nur einer schlaflosen Nacht.

Im Anschluss an den positiven Effekt, wird ein sogenannter Teilschlafentzug angeschlossen. So bleibt die Stimmung gehoben und ein rascher Rückfall in eine Depression verzögert sich oder bleibt aus.

Die meisten Patienten scheuen es, ihren Schlaf zu unterbrechen oder gar darauf zu verzichten, dabei läuft die Wachtherapie harmlos ab. Die meisten Patienten machen die Erfahrung, dass sich ihre Stimmung tatsächlich verbessert und sie schöpfen daraus Hoffnung. Das ist ein Gefühl, das sie bei Medikamenten weniger haben.

Dies hat einen euphorisierenden Effekt, der sich positiv auf die gesamte Therapie auswirkt. Diese Therapie wird bereits seit den frühen 1970er-Jahren therapeutisch genutzt.

Eine Untersuchung aus dem Jahr 2013 besagt, dass ein Molekül eine Rolle spielen könnte, das an der Regulation des Schlaf-Wach-Rhythmus beteiligt ist. Adenosin. Astrozyten produzieren den Botenstoff in Wachphasen.

Je mehr Adenosin vorliegt, desto müder werden wir. Das Protein ist vermutlich auch für den antidepressiven Effekt des Schlafentzugs verantwortlich, wie Forscher um Dustin Hines von der Tufts University Boston im Journal „Translational Psychiatry" berichten (doi: 10.1038/tp.2012.136).

Für Epilepsie-Patienten empfiehlt sich ein Schlafenzug NICHT. Für Sie ist ein Schlafentzug anfallsfördernd.

**ACHTUNG: MS-Betroffene MÜSSEN den Schlafentzug unbedingt mit ihren Ärzten besprechen!**

Auch ein langer Spaziergang in der Mittagssonne ist ideal, selbst an einem trüben Novembertag bekommt der Patient draußen tagsüber ausreichend Licht ab. Ein guter Begleiteffekt ist außerdem die frische Luft und Bewegung. Das wirkt sich zusätzlich positiv aus.

Es können auch pflanzliche Präparate wie Johanniskraut hilfreich sein. In schweren Fällen ist jedoch eine Therapie mit Antidepressiva notwendig.

Untersuchungen zeigen, dass Johanniskrautextrakt (Inhaltstoff: Hyperforin) ähnlich wie andere Antidepressiva die neuronale Aufnahme der Neurotransmitter Noradrenalin, Serotonin und Dopamin hemmen kann.

Die antidepressive Wirkung des Johanniskrauts ist bis heute ungeklärt – es gibt mehr als nur einen aktiven Inhaltsstoff.

Nicht jedes der vielen verschiedenen Johanniskraut-Präparate hat eine positive Wirkung. Sprechen Sie bitte mit Ihrem Arzt.

**<u>Von einer Selbstmedikation rate ich dringend ab.</u>**

Auch wenn es sich beim Johanniskraut um ein pflanzliches Präparat handelt, muss man es dennoch beim Absetzen „ausschleichen" lassen.

### Sind Depressionen heilbar?

Depressionen sind heilbar. Sie verlaufen meistens phasenhaft – das heißt, es treten Episoden auf, die spontan wieder abklingen. Man sollte sich aber nicht darauf verlassen.

Es ist eher davon auszugehen, dass die Neigung (Empfänglichkeit) zur Entwicklung einer erneuten Episode, ein Leben lang bestehen bleibt. Es ist wichtig, dass man alles daran setzt, das Rückfallrisiko durch geeignete Maßnahmen zu minimieren. Dabei kommt neben Medikamenten vor allem der eigenen Psychohygiene eine entscheidende Bedeutung zu.

Die kognitive Verhaltenstherapie oder andere Formen der psychotherapeutischen Hilfe können diesen Prozess erfolgreich unterstützen.

Der zwischenmenschliche Kontakt, der besonders wichtig ist für depressive Menschen, ist oft gestört. Chronisch depressive Kranke können sich nicht nur weniger als andere anpassen – sie ziehen sich auch resigniert zurück. Gleichzeitig schockieren sie durch nörgelndes Appellationsverhalten (Hilferufe), brüske Zurückweisungen oder regelrechte Feindseligkeiten.

**Wissenschaftler der Universität Wien haben mit Hilfe eines Bluttests eine Depression nachgewiesen.**

Diese neue Methode soll in Zukunft schnellere und bessere Diagnosen depressiver Verstimmungen möglich machen. Bisher waren Bluttests als Diagnosemethode von psychischen Krankheiten ausgeschlossen worden.

Sie sagen aus, dass unsere Gene bestimmen, welche Spuren STRESS im Gehirn hinterlässt. Nicht jeder Mensch reagiert gleich auf belastende Ereignisse wie z. B. bei einem Todesfall, Scheidung, Arbeitslosigkeit oder Lebenskrisen.

Die Forscher fanden heraus, dass es einen Zusammenhang zwischen der Aufnahmegeschwindigkeit der Glückshormone (Serotonin) durch Blutplättchen und der Ausbildung bestimmter Depressions-Netzwerke (Default Mode Network) im menschlichen Gehirn gibt.

Die Forscher aus Wien konnten anhand spezieller Messungen so vom Blutbild eines Erkrankten auf ein konkretes Depressionspotential schließen.

Nach Aussagen des Forscherteams kann mit Hilfe dieser Erkenntnis eine exakte Diagnosetechnik entwickelt werden, um Depressionen durch einen einfachen Bluttest nachzuweisen.

Der Bluttest könnte auch helfen, die Behandlungserfolge genauer zu überwachen. Suizidgefährdeten Menschen ist es oft möglich, ihre Symptome gegenüber dem behandelnden Arzt zu verbergen. Das traurige Beispiel war der Tod des Torhüters Robert Enke. Er behielt seine Selbstmordpläne für sich.

Depressive Verstimmungen lassen sich häufig auf einen Mangel an Serotonin zurückführen. Das Protein „SERT" (Protein der Zellmembran) ist der Serotonin-Transporter im menschlichen Körper. Dieser transportiert das Glückshormon nicht nur im Gehirn, sondern auch in zahlreichen anderen Organen (z. B. im Darm) und kommt auch im Blut vor.

Das Ruhezustandsnetzwerk (Default Mode Network) ist vor allem in Ruhe aktiv und verarbeitet Inhalte mit starkem Selbstbezug. Erkenntnisse der vergangenen Jahre zeigten, dass es während komplexer Denkaufgaben aktiv unterdrückt wird, was unabdingbar für eine ausreichende Konzentrationsleistung ist.

Es fällt depressiven Menschen schwer, dieses Netzwerk bei Denkvorgängen zu unterdrücken, was zu negativen Gedanken und Grübeln und auch zu Konzentrationsschwierigkeiten führt.

**Quelle:** *Christian Scharinger, Ulrich Rabl (unter der Leitung von Lukas Pezawas) an der Abteilung für Biologische Psychiatrie, Universitätsklinik für Psychiatrie und Psychotherapie der medizinischen Universität Wien, in Zusammenarbeit mit Gruppen des Sonderforschungsbereiches SFB-35 und anderen Institutionen der mediz. Uni. Wien sowie internationalen Kooperationspartnern (Technische Universität Dresden; Zentralinstitut für Seelische Gesundheit, Mannheim) An der mediz. Uni. Wien waren neben weiteren Kollegen/Koleginnen der Universitätsklinik für Psychiatrie und Psychotherapie das Exzellenzzentrum für Hochfeld-MR, das Klinische Institut für Labormedizin und das Institut für Pharmakologie an der Studie beteiligt.*

## Medikamente bei Depressionen

Bis heute ist immer noch nicht genau bekannt, wieso Antidepressiva überhaupt helfen und die Meinungen darüber gehen weit auseinander. Sie werden von manchen verteufelt und für andere sind sie ein Segen der modernen Medizin. Viele Patienten nehmen die Risiken und Nebenwirkungen in Kauf, um aus dem Seelentief heraus zu kommen. Es wurde jedoch festgestellt, dass diese Medikamente die Signalübertragung der Nervenzellen im Gehirn verändern, so dass die Botenstoffe Serotonin und Noradrenalin besser bei der Übertragung der Nervenreize wirken können.

Die Einnahme von Antidepressiva sollte unbedingt unter ärztlicher Überwachung stehen und möglichst parallel zu einer Psychotherapie stehen. Antidepressiva sind eine gute Möglichkeit, schwer depressiven Menschen zu helfen.

In der Regel brauchen Antidepressiva mehrere Wochen, bis die volle Wirkung zum Tragen kommt. Schon nach wenigen Tagen spürt der Patient einige Effekte wie zum Beispiel ein gesteigerter Antrieb, aber erst nach einigen Wochen tritt die volle Wirkung ein.

Einige Ärzte schwören auf neue Medikamente wie z. B.: SSRI, SNRI oder NARI. Ältere Antidepressiva haben oft gravierendere Nebenwirkungen, neuere Medikamente dafür andere, nicht so ausgeprägte Nebenwirkungen.

Antidepressiva können vom Neurologen, Psychiater und auch vom Hausarzt verschrieben werden. Beim Hausarzt sollten Sie jedoch auf seinen Informationsstand achten!

Die Wirkung der Antidepressiva kann von Patient zu Patient verschieden sein. Empfohlene Standarddosierungen sind also nur ein Anhaltspunkt. Sollte nach mehreren Wochen keine Besserung der Krankheit eingetreten sein, ist es erforderlich, vom Arzt eine neue Dosierung durchführen zu lassen. Erst wenn auch der richtige Blutspiegel keine Wirkung zeigt, sollte man an ein anderes Präparat denken.

Im Normalfall beträgt die Anwendungsdauer einige Monate bis zu einigen Jahren, das hängt immer von der Schwere der Depression ab.

Erst nach einer klaren Besserung der Erkrankung erfolgt oft eine 4- bis zu 12- monatige Erhaltungstherapie.

Bei Risikofaktoren wie Selbstmordgedanken (oder schon Versuche), sowie Patienten, die in der jüngsten Vergangenheit zwei Episoden hatten, wird oft mindestens fünf Jahre weiterbehandelt.

Wichtig dabei ist, dass Antidepressiva nie abrupt abgesetzt werden dürfen. Man lässt sie langsam ausschleichen. Dies bedeutet, man verringert nach und nach die Dosis, bis man sie komplett absetzt.

Laut Aussage von Ärzten, haben Antidepressiva keine betäubende oder halluzinogene Wirkung, manche Patienten klagen aber nach dem Absetzen über grippeähnliche Symptome. Es können sich auch Schlafstörungen bemerkbar machen.

Antidepressiva verändern auch nicht die Persönlichkeit eines Menschen, viele Ängste über ihren Einsatz sind unbegründet.

**Medikamente, die oft verordnet werden:**

- Amitriptylin
- Citalopram
- Doxepin
- Duloxetin
- Fluoxetin
- Hypericum perforatum (Johanniskraut)
- Mirtazapin
- Moclobemid
- Paroxetin
- Sertralin
- Trimipramin
- Venlafaxin

Der Arzt probiert manchmal verschiedene antidepressiv wirkende Medikamente aus, bevor er das wirksamste Medikament findet und manchmal muss auch die Dosierung erhöht werden.

Eine antidepressive Medikation muss regelmäßig 3 bis 4 Wochen (manchmal auch bis zu 8 Wochen) lang genommen werden, bis die volle therapeutische Wirkung eintritt.

Nehmen Sie auf keinen Fall ohne Befragen Ihres Arztes verschiedene Medikamente gemeinsam ein - egal ob diese Medikamente verschreibungspflichtig oder frei verkäuflich sind.

**Ratschläge für Angehörige**

Der depressive Mensch lebt vorübergehend in einer anderen Welt, die gesunde Menschen nicht verstehen können.

Diese Welt besteht oft aus Schuldgefühlen, Pessimismus und mangelndem Selbstvertrauen.

Vielleicht war dieser Mensch vorher ein lebensfroher, realistisch denkender und aktiver Mensch und plötzlich zieht sich dieser in sein Schneckenhaus zurück und verfällt in eine seelische und körperliche Passivität.

Dies kann ein Außenstehender, der nichts über die Erkrankung weiß, NICHT verstehen. Auf ihn wirkt dieser depressive Mensch teilnahmslos, apathisch, entscheidungsschwach, gefühlskalt, kraftlos, empfindlich oder faul. Depressionen können einen Menschen völlig verändern!

Zum Beispiel ist es möglich, dass ein früher lebenslustiger Freund/Partner... auf einmal schwunglos wird, an innerer Leere leidet, Hoffnungslosigkeit empfindet und Schuldgefühle hat. In dieser Hilflosigkeit entwickeln Angehörige oft selbst Schuldgefühle und Ärger gegenüber dem Erkrankten.

Hält diese depressive Phase längere Zeit an, können sich auch bei den Angehörigen Erschöpfung und eine Überlastung entwickeln.

Eine große Hilfe für Angehörige bringen Selbsthilfegruppen. Besprechen Sie sich auch mit ihrem Arzt, welche Hilfen es gibt.

Wie auch bei allen anderen schweren Krankheiten, sollten Sie so schnell wie möglich ärztlichen Rat einholen. Haben Sie bitte keine Scheu und ergreifen Sie die Initiative und vereinbaren Sie für den Erkrankten einen Arzttermin.

Depressive Menschen suchen häufig die Schuld für ihr Befinden bei sich selbst und sind selbst der Meinung, nicht zum Arzt zu müssen. Es fehlt ihnen auch oft die Kraft, sich zu einem Arztbesuch aufzuraffen. Hier ist die Unterstützung der Angehörigen beim Gang zum Arzt SEHR wichtig.

Erinnern Sie den Patienten daran, dass seine Depression eine Erkrankung ist, wie eine Erkältung – und ihm auch geholfen werden kann. Zeigen Sie Geduld mit dem Erkrankten und lassen Sie sich nicht auf einen Streit darüber ein, ob seine negative Sichtweise „objektiv" gerechtfertigt sei, oder auch nicht. Die Diskussion wird keinen Erfolg bringen.

Stellen Sie die körperlichen Missempfindungen und Krankheitsängste des Patienten nicht als übertrieben oder „nur psychisch bedingt" hin – depressive Menschen dramatisieren ihr Erleben nicht. Es ist die Depression, die auch leichte bis schwere Schmerzen oder Missempfindungen ins kaum Erträgliche steigern.

Es ist sehr wichtig, dass Sie sich nicht von Ihrem Angehörigen abwenden, auch wenn er Ihnen noch so abweisend erscheint.

Ratschläge, dass ein depressiver Mensch für ein paar Tage verreisen sollte oder ein paar Tage einfach mal abschalten könnte, bringen nichts. Eine fremde Umgebung verstört den Patienten meist zusätzlich. Ihm zu sagen, dass er sich zusammennehmen soll, ist auch keine gute Idee. Er kann diese Forderung nicht erfüllen. Dieser Ratschlag verstärkt womöglich noch seine Schuldgefühle und seine Depressionen werden schlimmer.

Seien Sie sich immer bewusst, dass Depressive die Realität in vielen Dingen durch die „depressive Brille" sehen – das heißt, VERZERRT sehen und deshalb Entscheidungen treffen, die sie später wieder anders treffen würden. Für Patienten und Angehörige ist es wichtig, sich durch Bücher oder Videos frühzeitig und umfassend über die Erkrankung zu informieren.

Angehörige gehen sehr unsicher mit Selbstmorddrohungen um, aber solche Äußerungen MUSS man ernst nehmen! Das Vorurteil, dass ein Mensch, der davon spricht, dies nicht tun wird, ist falsch!

Ein Selbstmordgedanke entspricht nicht einer bewussten Überlegung des Depressiven, sondern wird durch die Krankheit verursacht.

Versuchen Sie auf solche Äußerungen einzugehen!

Hören Sie dem Erkrankten ernsthaft zu und versuchen Sie den Betroffenen zu überreden, SOFORT seinen Arzt oder Therapeuten aufzusuchen oder bringen Sie den Erkrankten in das nächste Krankenhaus. Wenn der Patient nicht bereit ist, sich helfen zu lassen, dann schrecken Sie NICHT davor zurück, selbst einen Arzt, notfalls auch die Polizei anzurufen.

Lebt ein depressiver Mensch in einer Partnerschaft, ist dies für den Partner eine große Anstrengung. Eine Partnerschaft lebt vom gegenseitigen GEBEN und NEHMEN, doch Menschen in einer depressiven Phase sind zwar stark auf Unterstützung angewiesen, aber kaum in der Lage, etwas zurückzugeben.

Ebenso leidet auch die Sexualität, denn bei depressiven Menschen erlischt oft das Interesse am Sex. Dies bedeutet nicht, dass der depressive Partner Sie ablehnt. Nicht selten enden Beziehungen wegen dieser Erkrankung des Partners.

Oft entwickelt der Partner von depressiven Menschen selbst Schuldgefühle. Dauert eine Depression länger an, stellt sich oft ein Gefühl von Überforderung und Erschöpfung ein. Der nicht an Depressionen erkrankte Partner wird emotional stark belastet.

**Auch Schlafprobleme (sind oft bei MS-Betroffenen verbreitet) können zu Depressionen führen.**

Auch Schlafstörungen können ein Zeichen für eine Depression sein. Ein frühes Morgenerwachen bringt das Morgentief.

Man erwacht sehr früh und kann nicht wieder einschlafen. Dementsprechend geht es einem morgens besonders schlecht, während sich im Laufe des Tages das Befinden wieder bessern kann.

Nur wer regelmäßig ausreichend schläft ist leistungsstark, konzentrationsfähig und hat eine ausgeglichene Stimmung.

Für die Regeneration unseres Körpers und der Seele ist ein gesunder Schlaf sehr wichtig. Leiden wir an seelischen Störungen, Sorgen, Ängsten oder sind überfordert, ist ein gestörter Schlaf oft die Folge und es entsteht eine Spirale, durch die der Betroffene immer tiefer in eine Krise gerät.

Die Ursachen für das Auftreten der Schlafstörungen, die im Fachjargon übrigens unter dem Namen Insomnie bekannt sind, können vielfältig sein.

**Unter Schlafstörungen versteht man:**

- Einschlafstörungen
- Durchschlafstörungen
- Frühes Erwachen

**Die Auslöser können sein:**

- Stress
- Sorgen
- Krankheit wie z. B. MS
- Quälende Gedanken
- Spätes Essen
- Zuviel Kaffee oder schwarzer Tee

Schlafstörungen führen dazu, dass man müde und gereizt in den neuen Tag startet. Unter einem Schlafproblem leiden immer mehr Deutsche und sie wissen selten, woher ihre Schlafprobleme kommen. Oftmals ist jedoch der Stress im Alltag dafür verantwortlich.

Nicht behandelte Schlafstörungen können so zu Depressionen führen.

Gegen Schlafprobleme sind Kräuter gewachsen, was aber nicht bei jedem Schlafproblem hilft. Grundsätzlich werden Schlafprobleme von den Medizinern nicht als Krankheit angesehen, sondern lediglich als Symptom einer anderen Krankheit, doch gerade dann, wenn die Schlafprobleme über mehrere Wochen oder gar Monate anhalten, wird das Ganze für den Einzelnen zur Qual.

Eine erholsame Nachtruhe ist sehr wichtig, denn wenn wir schlafen regeneriert sich der Körper und die Immunabwehr stärkt sich. Dies verhindert ein vorzeitiges Altern. Wissenschaftliche Studien zeigen auch, dass ein gesunder Schlaf vor der Alzheimer-Erkrankung schützt.

**Verschiedene Kräuter helfen beim Einschlafen:**

- ➢ Baldrian kann die innere Unruhe mildern und man findet leichter in den Schlaf. Ob man den Baldrian als Tee, Tropfen oder Dragees einnimmt, ist dabei egal. Dieses Kraut hilft zu entspannen, auch wenn es nicht zur Ermüdung führt. Es ist sehr zu empfehlen für Menschen, die nicht abschalten können und mit Sorgen wach im Bett liegen.

- ➢ Ein Melissenbad kann auch sehr gut helfen, wenn Sie eine Badewanne zu Hause haben. Die Wanne zur Hälfte mit warmem Wasser füllen und zirka 50 g Melissenblätter dazu geben. Sollten Sie keine Badewanne haben, versuchen Sie sich damit zu duschen.

- ➢ Einem Lavendel-Hopfen-Kissen sagt man nach, dass es harmonisiert durch seinen Duft und der Seele hilft beim Einschlafen. Rezept: 100 g Lavendel und 50 g Hopfenblüten in ein Leinen- oder Seidenkissen füllen. Legen Sie dieses Kissen auf das Kopfkissen im Bett und drücken Sie es ein paar Mal, bevor Sie schlafen. Es entwickelt sich ein beruhigender Duft und diese Wirkung kann man zusätzlich noch mit ein paar Tropfen echten Lavendelöl verstärken. Einfach auf das Kissen träufeln.

- Ein weiterer Tipp ist, eine Handvoll Anis-Samen in eine Schüssel geben und mit kochendem Wasser übergießen und mit einem Handtuch über dem Kopf diesen Dampf zirka 10 Minuten einatmen.
- Man kann es kaum glauben, aber Bohnenkaffee hat eine besondere Wirkung bei Menschen, bei denen andere Beruhigungsmittel nichts bringen. Dies kann der Fall sein, wenn die Schlafstörung aufgrund einer schlechten Hirndurchblutung ausgelöst wird. Dann wird empfohlen, eine nicht zu heiße Tasse Bohnenkaffee vor dem Schlafengehen zu trinken.

**Rezepte für Tees:**

- <u>Hopfenblütentee:</u> 3 TL Hopfenblüten mit 300 ml kochendem Wasser übergießen und 15 Minuten ziehen lassen. Zirka 30 – 50 Minuten vor dem zu Bett gehen trinken.
- <u>Baldriantee:</u> 1 g Baldrian mit 250 ml kochendem Wasser übergießen und 5 Minuten ziehen lassen, danach absieben und 30 – 50 Minuten vor dem zu Bett gehen trinken. Sie können beide Tees auch miteinander mischen.

- Frauenmanteltee: Gegen Schlaflosigkeit nehmen Sie: 10 g Frauenmantel, 30 g Hopfen, 20 g Enzian, 10 g Melisse, 20 g Baldrian, 30 g Thymian und 30 g Schlüsselblume. Die Kräuter miteinander mischen. Für einen halben Liter Tee nimmt man 2 EL von dieser Kräutermischung und kaltes Wasser, das man zum Kochen bringt. 10 Minuten ziehen lassen, absieben und vor dem Schlafengehen trinken.

- 3 Basen-Kräutertee: 20 g Baldrian, 20 g Melisse und 20 g Lavendel mischen. Diese Mischung hat eine schlaffördernde Wirkung. Nehmen Sie einen TL von dieser Mischung und übergießen ihn mit einer heißen Tasse Wasser. 10 Minuten ziehen lassen und sieben. 30 – 50 Minuten vor dem Schlafengehen schluckweise trinken.

- Bei Kindern kann ein Schlafkissen helfen: Nehmen Sie dazu je eine Handvoll Baldrianwurzeln, Kamille, Rosmarin, Salbei, Farnkraut, Zitronenmelisse und 10 g Mistelbeeren sowie 10 g Arnikablüten. Die Kräutermischung in ein Leintuch vernähen und unter das Kopfkissen legen. So kann das Kind den ausströmenden Duft einatmen. Duftkissen halten zirka 2 Monate.

**Es helfen auch Bäder:**

- Nehmen Sie 6 Tropfen ätherisches Kamille- oder Lavendelöl und geben alles ins Badewasser. Nicht länger als 15 Minuten darin baden.
- Das Ölbad mit Orangenblüten ist schon lange bekannt als schlaffördernd. Geben Sie 5 Tropfen Öl in Ihr Badewasser und baden Sie auch nicht länger als 15 Minuten. Wenn sie unter Hauterkrankungen leiden, können wir es leider nicht empfehlen.

**Erfolgreich bei Schlafstörungen sind auch homöopathische Mittel:**

- Avena sativa: Komplex-Mittel mit Hafer, Baldrian und Passionsblume.
- Ambra grisea ist ein homöopathisches Mittel, das im Alter und bei Überarbeitung helfen kann.
- Nux vomica (Brechnuss) hilft Menschen, die sehr hektisch sind und bis spät in die Nacht keine Bettruhe finden. Sie hilft auch bei übermäßigem Kaffeegenuss.

**ACHTUNG: Bitte besprechen Sie sich mit Ihrem Arzt! Kräuter sowie auch die Homöopathie können auch Nebenwirkungen haben!**

**Vielleicht haben Sie gar keine Depression sondern nur schlechte Laune…**

Machen Sie sich im Moment Sorgen, weil Sie schlechte Laune haben? Dann sind Sie damit nie alleine. Es gibt wohl kaum jemanden, der nicht auch hin und wieder mal schlechte Laune hat. So eine handfeste miese Stimmung ist vollkommen menschlich, aber leider fühlt sich schlechte Laune nicht wirklich gut an – und sie kann uns den ganzen Tag versauen. Die meisten Verstimmungen gehen auch wieder von allein vorbei, bis auf die wenigen, die sich hartnäckig richtig fest beißen. Oft kommt man dann schnell an den Punkt, wo man sich ernsthaft fragt, ob man schon eine Depression entwickelt hat.

Baden Sie doch dann mal im Selbstmitleid, das kann hin und wieder richtig gut tun. Lümmeln Sie sich aufs Sofa oder ins Bett und ziehen sich die Decke über den Kopf. Schimpfen Sie über Ihren bösen Kollegen oder den idiotischen Freund/Freundin.

Unsere Stimmung ändert sich sehr oft über den Tag. Das gleicht dem Wetter und es ist ganz normal und menschlich. Aber tatsächlich ist es gar nicht so leicht, sich selbst seine schlechte Laune zuzugestehen und in unserer heutigen Spaßgesellschaft wollen auch die meisten immer gut drauf sein. So wird es von uns auch erwartet und diese Haltung baut Druck auf, dem wir dann mit der Zeit nicht mehr gewachsen sind. Dieser Druck führt dann zu noch mehr schlechter Laune oder wir schlidddern in eine handfeste Depression hinein.

Sagen Sie Ihren Mittmenschen, dass Sie heute einfach nicht gut gelaunt sind! Es gibt sicher einige Menschen, die damit nicht gut umgehen können, die meisten aber werden Verständnis haben – denn jedem geht es ab und an so.

Sich selbst die Chance zu geben, zu entscheiden, ob man für eine Zeitlang muffelig bleiben möchte, bringt ein aktives Element in die Situation. Indem Sie ehrlich zu sich und Ihrer Umwelt sind, verringern Sie den Druck des „ewig gut gelaunt sein müssens" und Sie haben schon einen sehr wertvollen Schritt in die richtige Richtung gemacht.

Versuchen Sie es einfach mal – jetzt in diesem Augenblick zu sich selbst zu sagen: „Ok, ich akzeptiere heute meine schlechte Laune." Und wenn Sie weinen müssen, dann tun Sie es. Vergessen Sie aber bitte nicht, danach weiter nach vorne zu schauen und wieder optimistisch in die Zukunft zu blicken. Sie müssen sich bewusst werden, dass Sie selbst die Fäden spinnen in Richtung Glück bzw. Lebensfreude. Egal was passiert ist, egal, wer Sie verärgert hat, Sie haben es in der Hand, wie oft und wie lange Sie unglücklich sein möchten. Sie entscheiden hier und heute, wie lange Sie den Kopf in den Sand stecken möchten.

**Es ist schon länger bekannt, dass wir unser Gehirn zu etwa 50 Prozent selbst kontrollieren können. Die andere Hälfte des Gehirns wird bestimmt durch:**

- Genetik
- Wohnort
- Gesundheit
- Partnerschaft
- Finanzielle Sicherheit

Haben Sie sich vielleicht schon mal gefragt, ob das Ganze vielleicht eine Art Test ist? Vielleicht lernen Sie etwas daraus für Ihr Leben! Vielleicht sind Sie aber auch nur abgespannt und müde. Dies kann auch zu schlechter Laune führen, weil Sie denken, dass Sie noch Dies und Das erledigen müssen. Legen Sie sich schlafen und geben Sie Ihrem Körper die Zeit um sich zu erholen.

Außerdem rate ich Ihnen, die Finger vom Alkohol zu lassen, denn durch den Alkoholkonsum kommt man am nächsten Tag erst Recht in eine lustlose Stimmung.

## Für Schwangere „mit oder ohne MS": KEINEN Alkohol trinken!

Warum ist das so? Ein überhöhter Alkoholgenuss führt in eine Dehydratation. Der gesamte Organismus einschließlich aller Gehirnzellen ist mit Flüssigkeit unterversorgt und die typischen Kopfschmerzen (Kater) oder andere Beschwerden setzen am nächsten Morgen ein.

*Dehydratation = Flüssigkeitsmangel (wie beim Durchfall).*

Handelt es sich nur um eine schlechte Laune, dann machen Sie sich bewusst, dass die auch bald wieder vorüber zieht. Bewegen Sie sich, egal ob Sie Lust haben oder nicht. Sport kompensiert die eigene Missstimmung. Man bekommt wieder einen freien Kopf und nach dem Training setzt der Körper Glückshormone frei. Die Forscher wissen viel mehr über Depressionen als über Glück. Was den Menschen die Stimmung versalzt, lässt sich wissenschaftlich eher erklären – als was sie versüßt.

Sollte gerade der Frühling vor der Tür stehen, dann wird es Zeit, alle Ihre Akkus aufzuladen. Also ab in die Natur und das Lächeln dabei nicht vergessen. Nach einem langen Winter sehnen wir uns im Frühling nach kräftigen Farben. Die steigern, wie Experten der Technischen Universität Graz nachgewiesen haben, unser Wohlbefinden, indem sie das vegetative Nervensystem und die hormonelle Aktivität ankurbeln.

***Wer lachen kann, dort wo er hätte heulen können, bekommt wieder Lust zum Leben. (Von Werner Flinck)***

Das Empfinden von Gefühlen, sowie deren Wahrnehmung ist von großer Bedeutung, weil dadurch unser Handeln bestimmt wird. Wer häufig unter chaotischen Gefühlen leidet, neigt oft zu überschießenden und mit zum Teil unerwünschten Reaktionen. Deshalb ist es wichtig Gefühle wahrzunehmen, richtig einzuordnen und das ist nicht immer leicht und bedarf einiger Übung.

Gefühle können verwirrend sein, sodass es schwierig ist sie zu beschreiben. Wem das nicht so recht gelingt, sollte sich an eine Vertrauensperson wenden um mit ihm oder ihr darüber zu sprechen. Versuchen Sie möglichst Ihre körperliche Verfassung bzw. Empfindungen in bestimmten Situationen zu beschreiben. Versuchen Sie im Kopf sich Situationen vorzustellen oder Erlebtes nachzuerzählen, um konkrete Hinweise auf Gefühlszustände mit körperlichen Reaktionen zu erhalten. Wird z. B. ein Angst-Zustand ausgelöst, dann könnte eine körperliche Empfindung schnelles Herzklopfen sein.

Um den Gefühlszustand zu ermitteln und ihn dann richtig einzuordnen, könnte die allererste Handlung einen Hinweis darauf geben. Das erste Handeln offenbart das Gefühl.

**Einige Beispiele zeigen an, wie in bestimmten Lebenslagen Gefühle entstehen oder ausgelöst werden:**

- Bei Kummer oder Trauer: weinen / am liebsten geweint
- Bei Angst: flüchten/am liebsten geflüchtet
- Bei Wut oder Ärger: geladen / am liebsten explodiert
- Bei Scham oder Schuld: peinlich / am liebsten verkriechen
- Bei Freude oder Glück: fröhlich / sich unbeschwert fühlen

Jegliches Gefühl hat eine Berechtigung, Gefühle so anzunehmen, wie sie sind: Die Gefühle nicht in eine andere Richtung drängen oder fließen lassen, die vielleicht in falsche Empfindungen münden.

Gefühle sind ein wichtiges Kommunikationsmittel, sie lassen andere sehen, wie wir uns gerade fühlen. In unserem Gesicht zeigen wir anhand unserer Mimik, ob wir traurig oder wütend sind. Mit unserem Gesichtsausdruck und der eventuellen zusätzlichen Gestikulation können wir bei anderen ihre Gefühlswelt indirekt beeinflussen.

Das heißt: wenn wir herzhaft lachen, kann daraus ein heiteres gemeinsames Lachen werden.

Auch ein Zustand des Mitgefühls lässt sich über den Gefühls-Ausdruck übermitteln.

Gefühle lösen Reaktionen aus und beeinflussen somit unser Handeln. Wir handeln oft nach Gefühlen - sie begründen unser Handeln.

Gefühle zulassen und danach zu handeln ist grundsätzlich der richtige Weg, um für sich und seine Umwelt klare Verhältnisse zu schaffen. Die allererste und emotionale Reaktion erweist sich zumeist als die Richtige. Jedoch können Gefühle auch zu stark übertriebenen Reaktionen und Handlungen führen, wenn Gefühlsstörungen wie z. B. Borderline-Syndrom (emotional-instabile Persönlichkeit) vorliegen. Betroffene können ihre Gefühlsregungen nicht richtig ein- bzw. zuordnen, verlieren sich in einem Gefühlschaos und schliddern häufig in unkontrollierte Handlungen.

Eine zu hohe Intensität der Gefühle beherrscht häufig das Gefühl der Richtigkeit. Das heißt: das Gefühl gibt ihnen Recht, oder das Recht so zu denken und zu handeln.

**Beispiele:**

> ➢ Sich untauglich fühlen, dann ist man es auch.

> ➢ Sich vor etwas fürchten, dann ist es auch gefährlich.

> ➢ Sich schwermütig und todunglücklich (depressiv) fühlen, man sieht alles nur noch schwarz.

Aus dieser Gefühlsschiene sich wieder heraus zu manövrieren, ist für Betroffene alleine nicht zu bewältigen, deshalb sollte man unbedingt psychiatrische Hilfe in Anspruch nehmen. Gemeinsam gehen Sie den Weg der Analyse und hinterfragen, warum Sie so fühlen, denken und handeln. Ihnen werden Wege aufgezeigt, wie man mit negativen Gefühlen umgeht und sie sogar in positive Handlungen schwenken kann.

**Beispiele:**

> ➢ Sich untauglich fühlen, aber dennoch etwas Neues erlernen, z. B. eine Sprache, oder Handarbeiten etc.
>
> ➢ Sich ängstigen, aber dennoch in die Angstkonfrontation gehen und die Situation meistern.
>
> ➢ Sich depressiv fühlen, dennoch seinen Tag strukturieren und kleine Highlights einbinden.

Es ist wichtig, viele positive Gefühle über den Tag zu sammeln. Nehmen Sie sich Zeit für die Dinge, die Sie als angenehm empfinden. Wie schon einmal erwähnt: jeder Tag sollte uns mit überwiegend positiven Gefühlen begleiten.

Aber wie kann man solche Gefühle selbst in sich auslösen, damit wir uns gut fühlen?

Wie schon an anderen Stellen beschrieben, könnte man ins Kino gehen, Musik hören und dabei tanzen, Freunde treffen, in einen Sportverein eintreten oder einen Raum neu gestalten etc.

Denken Sie vielleicht mal über ein Ehrenamt nach, Kindern, alleinerziehenden Müttern/Vätern, alten Menschen oder Behinderten behilflich zu sein - damit helfen Sie nicht nur diesen Menschen die Hilfe brauchen, sondern helfen auch sich selbst.

Nehmen Sie sich selbst an der Hand, oder bitten sie eine Vertrauensperson um Mithilfe, damit Sie sich selbst neu ausrichten können.

Versuchen sie mehr Farbe in ihr Leben zu bringen. Sie werden merken, dass Veränderungen auch Sie verändern. Sie schaffen sich dadurch einen positiven Zugang zu sich selbst. Aus Schatten wird wieder Licht, aus Schwarz wieder Buntes und aus Angst wieder Freude. Lernen Sie Ihre Gefühle einzuordnen und zu akzeptieren. Wenn der Mensch seine echten Gefühle kennt, hat er auch den Mut, zu ihnen zu stehen.

**Es gibt verschiedene Arten von Gefühlen:**

- Wut
- Ärger
- Trauer
- Freude
- Neid
- Lust
- Minderwertigkeit
- Schuld
- Scham
- Sehnsucht
- Ungeliebt
- Diskriminiert
- Ausgenutzt
- Versteckt
- Abgewiesen
- Überspielt
- Unterdrückt
- Verdrängt

Negative Gefühle können unsere Feinde sein! Sie sind Warnsignale, dass bei uns etwas nicht stimmt.

Positive Gedanken führen zu positiven Gefühlen, negative Gedanken führen zu negativen Gefühlen.

Dieser Satz ist klar zu verstehen! Wenn wir aus unseren negativen Gefühlen lernen, indem wir ihre Botschaft entschlüsseln, dann werden sie aber unsere Freunde.

- ❖ Zitat von Henry Louis Mencken: Vertrauen ist das Gefühl, einem Menschen sogar dann glauben zu können, wenn man weiß, dass man an seiner Stelle lügen würde.

# *Meditation*

Viele Menschen haben Angst vor sich selbst, haben Angst mit sich alleine zu sein, dabei ist die Stille ein ganz wichtiger Teil Ihres Lebens. Die Stille ist der Raum, in dem die Seele Ruhe und Besinnung findet. In der Stille findet die Seele den Abstand von anstrengenden Forderungen und der hektischen Zeit.

Die Stille gibt Ihnen Ihre Energie, Lebensfreude, Ausgeglichenheit, Gelassenheit und Kreativität wieder zurück. Man braucht kein Eremit zu sein, um sich mit Meditation zu beschäftigen.

**Ich empfehle täglich 10 – 15 Minuten zu meditieren.**

Dafür brauchen Sie keinen teuren Kurs oder Seminare zu belegen – es geht ganz einfach: Legen Sie sich ganz bequem auf eine Decke oder finden Sie eine entspannte Körperhaltung und schließen die Augen. Beginnen Sie ruhig und entspannt zu Atmen und denken Sie, dass Sie nun Ihre Gedanken fließen lassen. Sie werden am Anfang von Ihren Gedanken überflutet werden, das wird sich aber schnell legen.

Eine regelmäßige Meditation kann beruhigend auf die Seele und Körper wirken. Die Wirkung ist neurologisch als Veränderung der Hirnwellen messbar und auch der Herzschlag wird verlangsamt. Meditation bedeutet: nachdenken, überlegen und heilen.

Durch die Achtsamkeits- oder Konzentrationsübungen soll sich die Seele beruhigen. In der östlichen Kultur gilt das Meditieren als eine grundlegende und zentrale Bewusstseinserweiterung.

Es gibt viele Meditationstechniken und sie unterscheiden sich nach ihrer traditionellen religiösen Herkunft. Seit den 70er Jahren werden neben den traditionellen Meditationsformen auch an westliche Bedürfnisse angepasste Formen angeboten. Wie wir schon erwähnt haben, wirkt die Meditation am besten, wenn Sie täglich zirka 10 Minuten damit entspannen. Auf Dauer kann man die Zeit der Meditation auf zirka 30 Minuten steigern.

Die besten Zeiten sind früh am Morgen und spät am Abend, wenn die geistige Schwingung am ruhigsten ist. Natürlich können Sie auch zu jedem anderen Zeitpunkt meditieren. Setzen Sie sich in eine bequeme Stellung mit geradem Rücken. Den Rücken nicht an die Wand lehnen. Die Hände liegen dabei auf den Knien oder den Oberschenkeln, Handflächen nach unten (oder nach oben). Bitten Sie Ihre Seele zur Ruhe zu kommen, sich zu erholen und achten Sie dabei auf Ihre Atmung. Sie brauchen einfach nur zu denken, dass Sie sich nun von Ihren Sorgen, Ihrem Kummer, Ihren Ängsten, Ihrem Stress, erholen möchten.

Forscher um Yi-Yuan Tang von der Texas Tech University in Lubbock berichten, dass eine Aufmerksamkeitsmeditation in vier Wochen die Nervenfasern einer bestimmten Gehirnregion stärker als eine reine Entspannungsübung verändert.

Nach dem Meditationstraining hat sich in einem vorderen Teil der Hirnrinde die Isolierung der Nervenzellfortsätze (Axone) deutlich verbessert, was zu einer schnelleren Durchleitung von Signalen führt. Dieser sogenannte anteriore singuläre Cortex wird allgemein mit der Kontrolle von Wahrnehmung und Emotionen in Verbindung gebracht sowie mit der Fähigkeit, Konflikte zu lösen.

Das heißt, dass durch die Meditation bereits nach vier Wochen das Gehirn schnellere Signale zeigt und die Forscher sehen darin die Chance für neue Therapien von psychischen Erkrankungen. Wir möchten auch behaupten, dass man auch anders meditieren kann. Wir auf jeden Fall finden verschiedene Situationen, bei denen wir sehr gut entspannen können.

Zum Beispiel: mit dem Rad durch die Natur radeln, schwimmen gehen und sich im Wasser vor sich hin treiben lassen, im Sprudelbad sitzen und die Wallungen an der Haut spüren, in einem Straßenkaffee sitzen und Leute beobachten, leichte Musik oder Meeresrauschen von einer CD oder MP3 Player hören und dabei die Augen schließen und träumen.

Versuchen Sie doch auch mal etwas zu tun, was Sie sonst selten machen oder noch nie getan haben.

Malen Sie ein Bild, auch wenn Sie denken, Sie können nicht malen oder dekorieren Sie Ihre Wohnung neu. Visuelle Reize regen unsere Kreativität an und lenken uns vom Alltag ab.

**Sie können auch mit Düften entspannen…**

Kennen Sie den Spruch von Jacques Rousseau? Der Geruchsinn ist der Sinn der Erinnerung und des Verlangens. Auch Düfte regen unsere Sinne an und jeder Duft gelangt über die Nase in bestimmte Teile des Gehirns. Der Duft stimuliert in Sekundenschnelle das vegetative Nervensystem. Die Gerüche setzen sich aus bis zu 500 Einzelwirkstoffen zusammen und es reichen oft nur wenige Substanzen, um einen Geruch zu erkennen.

Dem Vanillearoma sagt man zum Beispiel nach, dass es ein Glücksbote sei. Der süße Duft setzt Glückshormone frei und es hat eine positive Wirkung auf unsere Gedankenwelt. Rosenöl sorgt für gute Laune und Lavendel ist ein Schlummerkraut, das für eine ausgeglichene Wirkung sorgen kann. Der eingeatmete Duft gelangt durch die Nase auf unsere Riechschleimhaut. Dort sitzen zirka 10 Millionen Riechnervenzellen, wo jede Riechzelle auf einen speziellen Duftstoff spezialisiert ist.

Die Düfte wecken Erinnerungen in uns und einige Gerüche versetzen uns zurück in unsere Kindheit. Gefährliche Düfte wie z. B. Modergeruch oder Brandgeruch warnen uns ein Leben lang. Dagegen bleiben uns die Düfte, mit denen uns ein schönes Ereignis verbindet, in guter Erinnerung.

# MS - die Krankheit mit den 1.000 Gesichtern

**Was ist Multiple Sklerose (MS)?**

Es ist die Krankheit mit den 1.000 Gesichtern.

Multiple Sklerose (MS) wird auch Encephalomyelitis, disseminata sowie ED genannt.

> **Multiple:** Mehrfach, vielschichtig, vielseitig

> **Sklerose:** Es ist eine Verhärtung oder Verkalkung durch die Vermehrung des Bindegewebes. Es kann zu Narbenbildung führen.

Die Krankheit „MS" ist eine chronische und entzündliche Nervenentzündung. Betroffen sind die Nerven des Rückenmarks und des Gehirns. Das heißt, dass das sogenannte Zentrale-Nervensystem (ZNS) betroffen ist.

MS schädigt die Hüllschicht der Nerven. Die Nervenhüllen sind mit der Isolierschicht eines Stromkabels zu vergleichen.

MS kann bisher nicht geheilt, aber behandelt werden. Die Erkrankung verläuft bei jedem Menschen unterschiedlich.

**Die Verlaufsformen der MS:**

➢ der schubförmige und

➢ der chronisch-progrediente Verlauf

Je nachdem, welche Nervenfasern betroffen sind, treten unterschiedlichste Beschwerden auf. Eine Erstmanifestation der MS durch einen Neurologen findet meist im Alter zwischen 20 und 40 statt und es vergehen oft einige Jahre bis zur sicheren Diagnosestellung.

In Deutschland leiden schätzungsweise 120.000 Menschen an dieser Krankheit, weltweit wird die Zahl der Betroffenen auf über 2,5 Millionen geschätzt. Frauen erkranken doppelt so häufig an MS wie Männer. Es ist bis heute unbekannt, seit wann es diese Krankheit gibt. Bis zum Mittelalter gibt es keine medizinischen Beschreibungen, die auf diese Erkrankung hindeuten. Die Geschichte von der Heiligen Lidwina von Schiedam soll der erste interpretierte Fall sein. Einen Beweis gibt es aber nicht.

**Symptome bei Multipler Sklerose:**

Im Laufe der MS-Erkrankung haben mehr als die Hälfte der Patienten Gleichgewichtsstörungen oder Spastiken und sind häufig müde.

Außerdem haben MS-Kranke ein Schwächegefühl in den Armen oder Beinen oder können ihre Blase nicht richtig entleeren.

Bei Männern macht sich eine Erektionsstörung bemerkbar. Frauen verlieren die Lust am Sex.

75% der MS-Patienten haben Sehstörungen auf einem Auge, manche sehen alles doppelt.

**Symptome in fortgeschrittenen Fällen:**

Es gibt bestimmte Symptome, die sich in fast allen fortgeschrittenen Fällen von MS finden.

- Schmerzen
- Depressionen
- Spastische Lähmungen
- Müdigkeit
- Gang- und Sehstörungen
- Doppelbilder
- Schwindel
- Missempfindungen
- Blasenstörungen

**Wie entsteht MS?**

Die Ursache der MS-Erkrankung ist immer noch unbekannt. Es gibt Vermutungen, diese sind aber von der Wissenschaft nicht bestätigt. Umweltfaktoren sowie die Genetik könnten eine Rolle spielen.

Das Gehirn, das eine Art Schaltzentrale darstellt, sendet und empfängt Signale über das Rückenmark zum Körper. Diese Signale werden von verschiedenen Nervenfasern geleitet. Im Rückenmark und im Gehirn finden sich bei MS-Kranken Entzündungsherde. Dadurch wird das Myelin zerstört. Diese Entzündungen bilden sich später zurück und verhärten. Es bilden sich Narben.

Myelin ist eine lipidreiche Biomembran, welche die Axone der meisten Nervenzellen von Wirbeltieren spiralförmig umgibt und elektrisch isoliert.

Es wird häufig vermutet, dass ein bestimmter Erreger die MS verursacht. Dies konnte bis heute aber noch nie nachgewiesen werden. Fest steht nur, dass das Immunsystem bei MS fehlgesteuert ist. MS wird deshalb häufig als Autoimmunerkrankung bezeichnet. Die Ursache für diese Fehlsteuerung ist jedoch nicht bekannt.

**Faktoren für die Entstehung:**

Experten erklären zwei Faktoren für die Entstehung einer MS-Erkrankung:

> Die genetische Veranlagung: Die Wissenschaft stellte fest, dass in Familien, in denen bereits ein Mitglied erkrankt ist, die Nachkommen ein erhöhtes Risiko haben, ebenfalls an MS zu erkranken.

> Die Entgleisung des Immunsystems: Eventuell durch eine Infektion mit Viren, die das Nervensystem befallen. Diskutiert werden das Epstein-Barr-Virus (EBV) und das Herpesvirus.

Menschen, die an Multiple Sklerose erkranken, haben individuell sehr unterschiedliche kognitive Leistungsstörungen.

Kognitive Fähigkeiten sind Gehirnfunktionen (Fähigkeiten), die mit Strukturierung und schlussfolgerndes, Urteil bildendes Denken, Wahrnehmung, Gedächtnis, Aufmerksamkeit, Rechenfähigkeit, Planen und Probleme lösen, zu tun haben. Diese Fähigkeiten helfen uns, den Alltag zu bewältigen, auch wenn wir sie nicht bewusst wahrnehmen.

MS`ler sind sehr unterschiedlich von kognitiven Leistungsstörungen betroffen. Es leiden aber nicht alle Menschen mit MS (Multiple Sklerose) an kognitiven Störungen. Wenn jedoch Erinnerungsvermögen, Arbeitsgedächtnis und Co. eingeschränkt sind, dann kann die Lebensqualität der Betroffenen stark sinken.

Das Wort „kognitiv" leitet sich vom lateinischen Wort „cognoscere" ab.

**Dieses Wort bedeutet:**

➢ Bemerken

➢ Erkennen

➢ Lernen

Es ist oft „das Denken" in einem umfassenden Sinne gemeint.

**Zu kognitive Fähigkeiten eines Menschen zählen:**

- Aufmerksamkeit
- Wahrnehmung
- Lernen
- Erinnerung
- Probleme lösen
- Kreativität
- Orientierung
- Argumentation
- Imagination
- Glauben
- Wille
- Emotionen
- Planen
- Introspektion

**Die kognitiven Fähigkeiten werden von verschiedenen Wissenschaftlern untersucht:**

➢ Neurowissenschaftler

➢ Psychologen

➢ Psychiater

➢ Biologen

➢ Philosophen

➢ Der Künstlichen Intelligenz Forschung

Kognitive Störungen treten in allen Phasen der Erkrankung auf.

Auch wenn die MS-Diagnose noch nicht feststeht, können schon Veränderungen in den kognitiven Kernfunktionen beobachtet werden.

Die Art und das Ausmaß der kognitiven Störungen sind unabhängig vom Behinderungsgrad. Es gibt einen Zusammenhang zwischen der kognitiven Leistungsfähigkeit und dem Ausmaß der Zerstörung von Nervenzellen im Gehirn.

Auch kommt es darauf an, welche Hirnareale betroffen sind, vor allem Schädigungen (Läsionen) im Großhirn sind für die kognitiven Beeinträchtigungen verantwortlich.

**Diagnose**

Oft fällt den Betroffenen an sich selbst eine Verlangsamung bei ihren Denkvorgängen auf.

Sie überlegen viel länger, bis sie eine Entscheidung treffen, sie brauchen viel länger um komplexe Zusammenhänge zu verstehen und sie nehmen sich mehr Zeit beim Beantworten von Fragen.

Sie vergessen oft kurzfristige Informationen und begleitet wird das oftmals durch Einschränkungen der Aufmerksamkeitsspanne.

Ein Blick in das Gehirn von Menschen mit MS (Multiple Sklerose) kann über die Entwicklung der Krankheit viele Aufschlüsse geben.

Wissenschaftler sowie Ärzte wissen, dass jeder ihrer MS-Patienten von den Risiken verstärkten Hirnschwunds betroffen ist, können aber nicht sagen, in welchem Stadium sich der Hirnschwund befindet oder wie schnell er voranschreitet. Es gibt bis heute kein ausgereiftes und standardisiertes Messverfahren.

Kognitive Veränderungen werden mit einem neuropsychologischen Testverfahren ermittelt.

Für jede Altersklasse gibt es Normwerte, mit denen man die individuellen Patientenwerte vergleicht.

Es sind nicht alle kognitiven Teilleistungen gleichsam betroffen und es haben sich so genannte Kernfunktionen herauskristallisiert, die mehr betroffen sind als andere.

**Hierzu zählen:**

➢ Informationsverarbeitungsgeschwindigkeit
➢ das Arbeitsgedächtnis
➢ mentale Flexibilität
➢ die Aufmerksamkeit

In neuropsychologischen Abklärungen bei MS-Patienten werden diese kognitiven Funktionen vorrangig getestet. Es muss abgeklärt werden, dass die kognitive Beeinträchtigung nicht durch eine Depression oder durch Fatigue (Müdigkeit) hervorgerufen wird. So muss sichergestellt werden, dass diese Phänomene in einer neuropsychologischen Untersuchung mit berücksichtigt und zu den kognitiven Leistungen ins Verhältnis gesetzt werden.

Bildgebende Verfahren (Magnetresonanztomographie (MRT)) sind in der Lage, den Abbau der Hirnsubstanz zu dokumentieren. Diese MRT´s zeigen aber den Verlust erst auf, wenn dieser bereits weit vorangeschritten ist.

Hinzu kommt, dass kognitive Probleme Schwankungen unterliegen, da Schübe sich zeitweise verschlimmern können. Kommen zusätzliche Krankheitsfaktoren wie Fatigue, Schlafstörungen oder Depressionen etc. hinzu, können diese Begleitsymptome die kognitive Leistungsfähigkeit negativ beeinflussen und durch ihre Präsenz Schwankungen hervorrufen.

Leider gibt es nur wenige Patienten, die nur im Schub eine kognitive Leistungsstörung zeigen und nach dem Schub wieder komplett kognitiv intakt sind. Es bleiben oft leichte Beeinträchtigungen zurück, die aber mit den geeigneten Strategien im Alltag nicht gravierend auffallen müssen.

## Kognitive Leistungsfähigkeitstests in der klinischen Praxis mittels standardisierter neuropsychologischer Testverfahren:

- ➢ FST (Faces Symbol Test)
- ➢ MUSIC (Multiple Sclerosis Inventory Cognition)
- ➢ BRB-N (Brief Repeatable Battery of Neuropsychological Tests in MS)

### Behandlung

Kognitive Störungen kann man gezielt behandeln lassen. Zuerst sollte man es mit NICHT-medikamentöser Therapie versuchen.

Ziele der Therapie sind dabei einerseits die Vorbeugung von Hirnschwund und der damit verbundenen Probleme und es sollten bereits bestehende Störungen durch „Gehirntraining" gebessert oder Strategien für den Alltag entwickelt werden. Wenn man weiß, welche kognitiven Störungen vorliegen, können diese auch ganz gezielt mit neuropsychologischen Funktionsübungen wirksam behandelt werden.

Die Übungen sollten individuell, alltagsorientiert und lebensbegleitend erfolgen.

Es gibt immer noch keine gezielte medikamentöse Therapie zur symptomatischen Behandlung von Hirnleistungsstörungen, allerdings können moderne Immuntherapien in Kombination mit Hirnleistungstraining bei Menschen mit MS dem Abbau von Hirnsubstanz entgegenwirken.

**Besprechen Sie dies bitte genau mit Ihrem Arzt.**

Das Therapiekonzept basiert auf verschiedenen Ansätzen und oft arbeiten dabei Neuropsychologen mit Sprachtherapeuten, Physiotherapeuten sowie Ergotherapeuten zusammen.

### Tipps

Sollte der Betroffene stark eingeschränkt sein und selbst sehr verunsichert, würden wir ihm raten, seinem jeweiligen Gegenüber in Kenntnis zu setzten, welche kognitive Störungen vorliegen.

Sie können ihn darum bitten, langsamer zu sprechen. Sicherlich muss man nicht jedem Menschen mitteilen, dass man ein wenig langsamer oder vergesslicher geworden ist.

Erwiesen ist auch, dass sich Stress und Depressionen unabhängig von einer MS-Erkrankung negativ auf die kognitiven Leistungen auswirken.

Es ist sehr wichtig, dass man sich der Einschränkungen bewusst ist!

Versuchen Sie, auch wenn das sehr schwer ist, ES als Teil der Erkrankung zu akzeptieren.

Notieren Sie sich wichtige Dinge.

Planen Sie feste Ruhephasen.

Versuchen Sie geeignete Lösungen zu finden, die Sie optimal in Ihrem Alltag unterstützen.

Es gibt für MS-Patienten eine große Zahl an modernen Therapien, während der Gedächtnisverlust bei Alzheimer-Erkrankten nicht aufzuhalten ist.

Kognitive Probleme werden manchmal mit einer psychischen Erkrankung (Angstzustände oder seelische Probleme) oder einer Depression verwechselt.

Negative Emotionen sind aber nur die Antwort auf eine chronische Krankheit mit ihren Symptomen - sie sind keinesfalls miteinander zu verwechseln.

UND, sie bedeuten auch keinen Intelligenzverlust!

MS-Betroffene sind nur nicht so schnell und flexibel in ihrem Denken.

Es fällt ihnen auch schwerer, sich an veränderte Routinen oder Umgebungen anzupassen, aber mit der Zeit sind sie nach wie vor in der Lage Situationen und auch Strategien wie zum Beispiel im Beruf und auch im Alltag auszuarbeiten.

**Die Müdigkeit bei Multiple Sklerose**

Die Müdigkeit bei Multiple Sklerose (MS) wird auch Uthoff-Phänomen genannt. Das Uthoff-Phänomen ist ein gängiger medizinischer Terminus, der die Verschlimmerung der gesamten MS-Symptomatik bei erhöhten Temperaturen beschreibt. Für MS-Betroffene ist der heiße Sommer ein Problem. Warme Temperaturen werden zur Qual. MS-Kranke fühlen sich oft matt und sind in ihrer Leistungsfähigkeit eingeschränkt.

Der deutsche Augenarzt Wilhelm Uthoff beschrieb 1890 diese Problematik. Man weiß heute, dass das Uthoff-Phänomen bei allen Erkrankungen auftreten kann, die mit beschädigten Markscheiden der Nervenfasern einhergehen. Ein heißes Bad, warmes Wetter oder Fieber können schon zur Verschlimmerung der MS-Symptome führen.

Viele Menschen mit MS bemerken, dass ihre Sehkraft unter dem Einfluss von Wärme eingeschränkt ist. Plötzlich sehen sie verschwommen und auch die Farbwahrnehmung kann verändert sein. Andere verstärkte Störungen mit Fatigue sind Gefühlsstörungen oder Spastik. Es wurde beobachtet, dass die angestiegene Körpertemperatur die Nervenimpulse verlangsamt. Die Folge ist dann, dass das Reaktionsvermögen sowie die Konzentrationsfähigkeit vermindert sind.

**Das Wort Fatigue bedeutet:**

Müdigkeit oder Erschöpfung und stammt aus dem französischen Sprachgebrauch.

Die Beschwerden sind ungewöhnliche Müdigkeit schon nach geringer körperlicher sowie geistiger Anstrengung. Das Symptom „Fatigue" ist eines der häufigsten Symptome bei Multiple Sklerose. Es wird angenommen, dass mehr als 60 % der MS-Patienten darunter leiden. Die Erkrankten sind schon nach geringen körperlichen oder geistigen Anstrengungen rasch erschöpft und fühlen sich müde und abgespannt. Es wird oft berichtet, dass die Fatigue vor allem bei hohen Außentemperaturen oder in akuten mentalen oder emotionalen Stresssituationen auftritt.

Wenn MS-Patienten sich bei Hitze in kühlen Räumen aufhalten, bessert sich die Fatigue häufig. Hilfe gibt es auch durch spezielle Kühlwesten, die schnell eine Abkühlung verschaffen kann. Außerdem unterstützen regelmäßige Ruhepausen im Tagesablauf.

**Schübe**

Schübe sind, wenn Symptome (Nervenfunktionsstörungen) auftreten, die mindestens 24 Stunden anhalten. Diese sind nicht durch Änderungen der Körpertemperatur „Uhthoff-Phänomen" erklärbar. Je nachdem, wo sich im Körper gerade ein Entzündungsherd (im zentralen Nervensystem) befindet, sind die Symptome verschieden ausgeprägt. Dabei können entweder neue Symptome oder schon vorhandene Symptome in verstärkter Form auftreten. Oft verbessern sich die Symptome nach einigen Tagen, es kann aber auch Wochen dauern.

Eine einschließende Spastik dauert wenige Sekunden oder Minuten und wird definitionsgemäß nicht als Schub eingeordnet. Wenn der Schub aber über einen Zeitraum von mehr als 24 Stunden kommt, kann er auf eine Entzündungsaktivität hinweisen. Diese werden dann als Schub behandelt.

**Der Schub wird charakterisiert durch:**

➢ plötzliches Auftreten neurologischer Ausfallserscheinungen

➢ der Schub lässt sich nicht erklären

Was genau ein Schub auslösen kann, ist noch nicht ausreichend geklärt. Es ist bekannt, dass einige Faktoren Schübe begünstigen können.

**Dazu gehören:**

➢ fieberhafte Infekte

➢ extreme Belastungen

➢ Operationen

➢ hormonelle Umstellungen

➢ Impfungen

➢ psychischer Stress

## Echter Schub oder Pseudoschub?

Es gibt auch Pseudoschübe.

Durch Pseudoschübe können sich bestehende neurologische Symptome vorübergehend verschlechtern. Ein Beispiel ist das Uhthoff-Phänomen, das durch Fieber, Saunaaufenthalt oder Sport ausgelöst werden kann. Wenn die Körpertemperatur wieder gesenkt wird, bilden sich die Symptome wieder nach zirka 24 Stunden vollständig zurück.

## Es gibt auch Kinder mit Multiple Sklerose

Die Diagnose Multiple Sklerose (MS) wird für die Betroffenen und ihre Angehörigen immer ein Schock sein. Kinder und Jugendliche müssen sich zusätzlich zu den Herausforderungen der Pubertät mit dieser Erkrankung auseinandersetzen.

Zirka drei bis sechs Prozent aller MS-Betroffenen erkranken bereits vor dem 17. Lebensjahr an dieser Autoimmunerkrankung, dabei sind die meisten MS-Patienten im Kindesalter zwischen 10 und 16 Jahre alt. Lehrer sowie auch die Mitschüler wissen oft viel zu wenig über die Multiple Sklerose Erkrankung, daher werden die Symptome der MS schnell als Interesselosigkeit, Unvermögen oder Faulheit fehlgedeutet.

Besonders während längerer Krankheitsphasen ist es für das Kind wichtig, den Kontakt zu Mitschülern zu pflegen.

Multiple Sklerose ist kein Hindernis für ein erfülltes Leben mit Plänen und Träumen. Eltern können ihre Kinder dabei unterstützen, indem sie offen und ehrlich über die Erkrankung sprechen.

Kinder und Jugendliche haben im Vergleich zu Erwachsenen oft einen aktiveren Krankheitsbeginn mit einer größeren Anzahl an Schüben. Neurologische Defizite bilden sich jedoch besser zurück als im Erwachsenenalter. Es ist möglich, dass in jungen Jahren die Angriffe der Immunzellen noch besser zu reparieren sind, als im Erwachsenenalter.

Es dauert zirka zehn Jahre länger bei jungen Patienten mit Multiple Sklerose, bis bleibende Beeinträchtigungen zurückbleiben, als bei Erkrankten, die die Diagnose im Erwachsenenalter erhalten.

Bei Kindern und Jugendlichen wird bei der Bestimmung das gleiche Verfahren angewendet wie bei Erwachsenen. Bei der Diagnosestellung müssen andere Erkrankungen zusätzlich berücksichtigt werden, die im Erwachsenenalter kaum eine Rolle spielen. Zudem müssen mindestens zwei eigenständige, ausgeprägte neurologische Attacken nachgewiesen werden, die in einem Abstand von zirka einem Monat in verschiedenen Bereichen des Gehirns und Rückenmarks erfolgt sind.

**Folgende Untersuchungen sind erforderlich:**

➢ Neurologische Untersuchung

➢ Ausführliche Krankengeschichte (Anamnese)

➢ MRT

➢ Untersuchung der Rückenmarkflüssigkeit

Multiple Sklerose führt früh zu einer Schwäche in den Augenmuskeln, denn diese Erkrankung befällt oft einen bestimmten Hirnnerv (Nervus abducens). Dieser Nerv kontrolliert die Augenbewegung nach außen. Wenn dieser versagt, sehen die Erkrankten Doppelbilder beim Blick zur Seite. Es treten auch Entzündungen der Regenbogenhaut im Auge auf, die sehr schmerzhaft sind (geröteten und tränenden Augen).

Wichtig ist, dass die pädiatrische Multiple Sklerose von der akuten disseminierten Enzephalomyelitis (ADEM – entzündlich-demyelinisierenden Erkrankung des Zentralnervensystems) abgegrenzt wird.

Die ADEM läuft im Gegensatz zur MS nicht schubartig. Sie ist eine einmalige Erkrankung im Kindesalter, die etwa ein bis vier Wochen nach einer Infektion auftreten kann. Die Symptome der ADEM ähneln denen der MS. Sie kommt im Kindesalter häufiger vor als MS.

**Pädiatrische Multiple Sklerose**

Von „pädiatrischer Multiple Sklerose" spricht man, wenn Multiple Sklerose (MS) vor dem 18. Geburtstag auftritt. Bei der pädiatrischen MS handelt es sich um eine Erkrankung mit ungünstiger Langzeitprognose. Man sollte sich nicht von den Rückbildungen der Schubsymptome täuschen lassen. Oft vergehen bei „pädiatrischer MS" 20 Jahre, bis es zu einer relevanten Behinderung kommt.

Pädiatrische Multiple Sklerose gehört zu den wichtigen erworbenen neurologischen Erkrankungen des Kindesalters, die einer frühzeitigen Erkennung, Diagnose und Behandlung bedürfen.

**ADEM (demyelinisierende Erkrankung des ZNS)**

ADEM gehört zur Gruppe der erworbenen demyelinisierenden Erkrankungen des ZNS - Multiple Sklerose ist die bekanntere Erkrankung aus dieser Gruppe. Die disseminierten Enzephalomyelitis ist eine eher seltene Erkrankung. Es handelt sich um eine Autoimmunerkrankung und tritt in vielen Fällen nach einem Infekt auf.

Diese äußert sich durch eine akute Entzündung im Bereich des zentralen Nervensystems und tritt häufig ein bis vier Wochen nach einer Infektion auf. Es gibt viele Fälle, wo sich die Symptome komplett zurück bilden. Trotzdem können Schäden zurück bleiben.

**Auslösende Infektionen sind:**

➢ Hepatitisviren

➢ Infektion der oberen Atemwege

➢ Röteln

➢ Windpocken

Bei der ADEM heften sich die Antikörper an die Nervenzellen und an die Myelinschicht, die die Nervenzellen umgibt.

*Fazit:*

Nicht jede „demyelinisierende Erkrankung" ist also NICHT unbedingt eine MS

Die Abgrenzung, vor allem beim ersten klinischen Ereignis der MS gegenüber anderen entzündlich-demyelinisierenden ZNS-Syndrom, ist nicht immer leicht.

## Cannabis bei Multipler Sklerose
## *ACHTUNG: NICHT bei einer Schwangerschaft!*

Marlene Mortler (CSU), Drogenbeauftragte der Bundesregierung, hatte bei der Vorstellung des Jahresberichts 2014 des UNO-Drogenkontrollrates bekräftigt, sich dafür einzusetzen. Sie forderte, dass Menschen mit Multipler Sklerose „Mittel wie Cannabis" zur Schmerztherapie erhalten könnten und diese Mittel künftig auch von der Krankenkasse bezahlt werden sollten. Mortler sei sich hier mit Bundesgesundheitsminister Hermann Gröhe (CDU) einig. Also macht Cannabis nicht nur high! Richtig dosiert kann es MS-Patienten helfen, ihre chronischen Schmerzen (Spastiken) zu lindern.

**Quelle:** Cupid-Studie (Cannabinoid Use in Progressive Inflammatory Brain Disease) mit 500 Patienten mit fortgeschrittener Multipler Sklerose aus neurologischen Zentren in Großbritannien als Probanden.

Professor John Zajicek (Plymouth Universitiy) hatte die Studie in Zusammenarbeit mit Alan Thompson vom University College London geleitet. Das britische Medical Research Council bewilligte dafür drei Millionen Euro.

http://www.cannabis-med.org/german/...

https://www.berlinonline.de/themen/gesundheit-und-beauty/gesundheit/ratgeber/1033732-225-multiplesklerosekiffenkannbeschwerdenlin.html

**Cannabis ist der lateinische Name für Hanf.**

Der Begriff „Marihuana" stammt aus der Sprache der Huatl-Indianer und bedeutet ursprünglich „Gefangener".

**Die Pflanzen „Cannabis" werden auch bezeichnet als:**

> - Cannabis sativa
> - Cannabis indica
> - Cannabis ruderalis

Man könnte auch sagen: Cannabis ist der wissenschaftliche Begriff der Pflanzengattung Hanf. Aus dem Hanf werden die Rauschmittel Haschisch und Marihuana gewonnen. Die Pflanze wächst in fast allen Klimazonen der Erde und enthält psychoaktive Substanzen. Der rauscherzeugende Wirkstoff heißt Tetrahydrocannabinol (THC). Spricht man medizinisch von Cannabis, so meint man Cronabinol.

Der Hanf zählt zu den ältesten Nutz- und Zierpflanzen der Welt. Beide Arten werden vielseitig genutzt. Neben dem Gebrauch als Faserpflanze und Drogenpflanze findet Hanf auch als Heil- und Ölpflanze Verwendung. Es ist die am häufigsten konsumierte illegale Substanz in Deutschland. Zirka zwei Millionen Menschen in Deutschland greifen nach Angaben der Drogenbeauftragten der Bundesregierung regelmäßig zu Cannabis. Vor allem Jugendliche und junge Erwachsene probieren den Rausch der Pflanze aus.

Der Hanf ist eine sehr schnell wachsende einjährige Pflanze und hat ein großes Wachstumspotential als Cannabis. Man pflanzt sie im Frühjahr und hat im Herbst einen bis zu 4 Meter hohen Baum. Der Hanf ist auch sehr robust und sehr Schädlings resistent. Alle Bestandteile des Hanfs (Blüten, Blätter, Samen und Fasern) kann man sinnvoll verwerten. Aus dem Samen und den Blättern werden Hanfmehl und Hanföl produziert, die Fasern werden für den Hausbau oder industriell verarbeitet.

Das Cannabinoid THC wird aus den Blüten gewonnen. Cannabinoid THC steht wegen seiner psychoaktiven Wirkung auf der Liste der UN Suchtgiftkonvention.

Zirka 1,4 Millionen Menschen konsumieren in Deutschland Cannabis. Das sind nur Minimaleinschätzungen und die Dunkelziffer nennt Zahlen über 4 Millionen. Schon einmal im Leben Cannabis konsumiert haben zirka 17 Millionen Menschen.

Die Hauptwirkstoffe THC und CBD entstehen erst beim Erhitzen:

- ➢ Rauchen
- ➢ Kochen
- ➢ Backen
- ➢ Verdampfen

Dabei wirkt THC stark psychoaktiv, CBD dagegen kaum. Delta-9-Tetrahydrocannabinol (THC) und Cannabidiol (CBD) bilden die wesentlichen Inhaltsstoffe von Cannabis. Es besteht aus rund 600 Substanzen, deren Zusammenspiel bis heute noch nicht genau erforscht ist. Dagegen sind die umfassend schmerzlindernden, entzündungshemmenden und nervenschützenden Kräfte vor allem von THC und CBD den Wissenschaftlern bekannt.

**BfArM informiert**

In Deutschland dürfen zugelassene Fertigarzneimittel auf Cannabis-Basis hergestellt und auf Betäubungsmittel (BtM)-Rezept verschrieben werden. Die Kontrolle des BtM-Verkehrs - mit Ausnahme des BtM-Verkehrs bei Ärzten, Zahnärzten und Tierärzten und in den Apotheken, tierärztlichen Hausapotheken, Krankenhäusern und Tierkliniken - obliegt der Bundesopiumstelle.

Hier können auch Anträge auf Erteilung einer Ausnahmeerlaubnis nach § 3 Absatz 2 BtMG zum Erwerb von Cannabis-Blüten und Cannabis-Extrakt zur Anwendung im Rahmen einer medizinisch betreuten und begleiteten Selbsttherapie gestellt werden.

Quelle:
http://www.bfarm.de/SharedDocs/Glossareintraege/DE/C/Cannabis.html

**THC-Konsum ist über mehrere Wochen nachweisbar**

Es heißt: Wer regelmäßig zum Joint greift, setzt sich einem hohen Gesundheitsrisiko aus. Nach dem Konsum von Cannabis (Marihuana oder Gras) stellt sich schnell ein Rauschgefühl ein und die Dauer der Wirkung ist abhängig von der Konzentration des THC. Der Konsument spürt diesen Rausch einige Stunden. Weil der Körper Restbestandteile im Fettgewebe speichert, kann der Konsum von Cannabis auch mehrere Wochen später durch eine Urin-Probe nachgewiesen werden.

Bronchien, Lunge und Luftröhre werden sowie beim Tabakrauchen genauso in Mitleidenschaft gezogen. Es gibt auch große Risiken für die psychische Verfassung: Wissenschaftler stellten fest, dass man durch Cannabiskonsum Psychosen, also Wahnvorstellungen und Halluzinationen bekommen kann.

**Deutscher Hanfverband schreibt auf seiner Webseite:**

http://hanfverband.de/faq/drogentest-wie-lange-ist-thc-im-blut-und-urin-nachweisbar

Je nach Dosierung ist das THC eines Joints durchschnittlich 7 bis 12 Stunden lang im Blut nachweisbar, die Spanne reicht bis 27 Stunden.

Das Stoffwechselprodukt THC-COOH ist 3 – 7 Tage lang nachweisbar, bei regelmäßigem Konsum einige Wochen.

Im Urin ist THC-COOH bei einem einmaligen Konsum 3 – 5 Tage und bei regelmäßigem Konsum 4 – 6 Wochen nachweisbar. In der Literatur wird von einem Dauerkonsumenten berichtet, der erst nach 77 Tagen wieder „sauber" war, auch bei uns melden sich derartige Fälle. Die Nachweiszeiten schwanken also stark. Es gibt viele verschiedene Webseiten im Netz und auch die Angaben sind unterschiedlich!

Die menschlichen Körper untereinander sind verschieden und so gibt es auch Unterschiede bei den Nachweiszeiten. Und in Einzelfällen kann auch nach deutlich längeren Abstinenzzeiten noch ein positiver Nachweis auf Cannabis erfolgen! In allen Körperhaaren ist der Konsum verschiedener Substanzen zeitlich unbegrenzt nachweisbar. Zum Beispiel beim Alkohol sind es zirka 3 Monate und Poppers sowie GHB ist gar nicht im Haar nachweisbar.

Weitere Quelle:

http://www.drugscouts.de/de/page/nachweiszeiten

Das Abbauprodukt vom Cannabis ist lipophil (fettlöslich) und lagert sich im Fettgewebe an und aus diesem wird Cannabis nur langsam abgebaut. Zum Beispiel kann es bei Abmagerungskuren daher durch den Abbau von Körperfett unter Umständen noch Monate später nachgewiesen werden.

Der Nachweis kann somit bei Verkehrskontrollen positiv verlaufen, auch wenn der Konsum von Cannabis schon Wochen zurückliegt.

# *Ernährung*

Wer an Multiple Sklerose (MS) erkrankt ist, sollte in Absprache mit seinem Arzt ausprobieren, welche Ernährungsform für ihn persönlich in Frage kommt. Möglicherweise kann er dadurch die Krankheit positiv beeinflussen.

Seit ein paar Jahren gibt es wissenschaftliche Studien, dass auch bei Multiple Sklerose positive Wirkungen mit einer Low-Carb Ernährung beobachtet wurden. Bei vielen neurologischen Erkrankungen, wie MS, Epilepsie, Demenz, Alzheimer und Parkinson, spiele oxidativer Stress eine Rolle.

Ein Zuviel an Kohlenhydraten könne diesen oxidativen Stress verstärken.

Quelle: Neurologe Friedemann Paul vom Universitätsklinikum Charité in Berlin.

Es wird berichtet, dass oxidativer Stress - sogenannte freie Radikale beim Stoffwechsel entstehen lässt, welche die Entstehung von Krebs begünstigen können. Einige Studienteilnehmer hätten später berichtet, dass sie geistig wacher seien. Probanden der MS-Studie der Charité sagten, deutlich verbessert habe sich auch ihre Beweglichkeit.

Durch eine spezielle Low Carb Diät (ketogene Diät) wird der Insulinspiegel im Blut auf einem möglichst konstant niedrigen Niveau gehalten. Die Ernährung setzt sich aus möglichst wenig Kohlenhydraten, aber vielen Proteinen zusammen.

## Es gibt viele Bezeichnungen für LOW CARB

- Lowcarb
- Low Carb
- Low-Carb
- Kohlenhydratarm
- Kohlenhydratreduziert
- Glykämischer Index
- Kohlenhydratbetonte Kost
- Eiweißreiche Kost
- Ketogene Diät
- Und viele Firmen haben dafür ihren Firmennamen, die ich hier nicht nennen möchte!

Low Carb (LC) ist ein englischer Begriff und bedeutet: „wenig Kohlenhydrate". Es geht darum, die Kohlehydratzufuhr in der täglichen Nahrung deutlich zu reduzieren. Es gibt sehr viel Literatur zum Thema Low-Carb – ob Anhänger oder Gegner der LC-Ernährung, die Sachverhalte werden unterschiedlich beschrieben. Eine „Kohlenhydratarme Ernährung" korrigiert den gestörten Stoffwechsel und hilft das Übergewicht zu verringern. Der Blutzucker wird durch diese Ernährungsweise stabilisiert. Diese Art der Ernährung entlastet den Körper in vielen Bereichen.

Bei einer Reduzierung der Kohlenhydrataufnahme wirkt sich das nicht nur positiv auf den Blutzuckerspiegel aus, sondern auch auf die Bauchspeicheldrüse. Sie schaltet bei der Produktion des Hormons Insulin einen Gang runter, dadurch wird die Gefahr gebannt z. B. an Diabetes zu erkranken.

Eine „Kohlenhydratarme Ernährung" bedeutet nicht auf Kohlenhydrate völlig zu verzichten.

Diese Ernährung steht für eine verminderte Aufnahme von Kohlenhydraten.

Die Befürchtung bei der Ernährungsumstellung eine Mangelerscheinung zu bekommen, kann widerlegt werden.

**Die LC-Ernährung wird bei folgenden Krankheiten eingesetzt:**

- Diabetes Typ 2
- Rheuma
- Gicht
- MS (Multiple Sklerose)
- Migräne
- Verstopfung
- Blähungen
- Sodbrennen
- Krebs
- Epilepsie
- Übergewicht/Adipositas
- AD(H)S
- Hautausschlägen
- Akne
- erhöhte Cholesterinwerte
- Magen- & Darmgeschwüren sowie Reizdarm
- Entzündungsprozessen der Schleimhäute

Positiv könnte sich die Low-Carb Ernährung auch auf folgende Krankheiten auswirken: Schizophrenie, Parkinson, Alzheimer, Autismus, Wechseljahresbeschwerden, Pubertät.

Man erzielt mit dieser Ernährung häufig einen besseren Effekt als mit einer kalorienbegrenzten und fettarmen Kost: Es gibt keine Heißhungerattacken.

Ein weiterer Effekt, der sehr wahrscheinlich der Low-Carb Ernährung zuzuschreiben ist, ist auf längere Sicht gesehen ein niedrigerer Blutdruck, Blutzucker sowie verbesserte Blutfette.

**Die Philosophie von Low-Carb besteht in seiner grundlegenden Theorie zunächst einmal aus drei Bausteinen:**

- ➤ Die Kohlenhydratzufuhr wird auf ein Minimum begrenzt.
- ➤ Die fehlende Energiemenge wird durch natürliche Fette ersetzt.
- ➤ Man ernährt sich von natürlichen Nahrungsmitteln.

Low-Carb ist eine gesunde Ernährungsweise und keine Reduktionsdiät. Für eine Diät entscheidet man sich, weil man primär so schnell wie möglich so viel Gewicht wie möglich verlieren möchte. Man bekommt in der Regel Essens- und Einkaufspläne, an die man sich peinlichst genau halten muss, man bekommt Vorgaben, wann, wie, was und wie viel man essen darf oder ist zum Punktezählen gezwungen.

Bei Low-Carb braucht man das nicht!

# *Vitamine*

Viele schwangere Frauen haben in den ersten vier Monaten der Schwangerschaft einen gesteigerten Appetit, obwohl der Kalorienbedarf kaum erhöht ist. Nun heißt das nicht, man sollte für zwei essen, es kommt viel mehr darauf an, sich mit all den wichtigen Vitaminen zu versorgen. Die Vitamine kurbeln unseren Organismus an und machen ihn leistungsfähig, vertreiben Müdigkeit und stärken unser Immun- und Nervensystem. Vitamine sind nötig, um Kohlenhydrate, Fette und Eiweiß aus der Nahrung in Energie und Baustoffe umzuwandeln.

**Wichtige Vitamine sind vor allem:**

- Folsäure
- Vitamin D
- Vitamin B1 (Thiamin)
- Vitamin B2
- Vitamin B6
- Vitamin B12
- Vitamin A

*Ein Mangel an diesen Vitaminen kann Folgen in der Entwicklung des ungeborenen Kindes nach sich ziehen. Ein Vitaminmangel ist gefährlich, eine Überdosierung aber auch.*

**Folsäure**

Folsäure sollten Sie schon vor der Schwangerschaft einnehmen, denn ein Mangel an Folsäure kann zu Neuralrohrdefekten, Fehlbildungen im Bereich des Rückenmarks und des Gehirns des Babys führen. Auch eine Fehlgeburt ist möglich.

Folsäure wird oft falsch dosiert oder zu spät zugeführt.

ACHTUNG: Viele Folsäurepräparate enthalten zusätzlich Jod.

Auf Leber als Folsäurelieferant sollten Sie unbedingt im ersten Schwangerschaftsdrittel verzichten. Es könnte sein, dass die Leber bereits kleine Mengen zu viel an „Vitamin A" enthält und die Überdosierung könnte womöglich das Ungeborene schädigen.

Die Folsäure ist maßgeblich an der Bildung und Reifung von roten Blutkörperchen beteiligt und steuert Wachstum und Zellteilung.

Das Neuralrohr ist eine Struktur in der Embryonalentwicklung.

Sie entsteht schon in der zweiten bis dritten Schwangerschaftswoche. Aus dieser Struktur entwickelt sich das zentrale und periphere Nervensystem des Kindes. In der vierten Schwangerschaft verschließt sich das Neuralrohr. Das ist ein Zeitpunkt, indem die Frauen zum ersten mal erfahren, dass sie schwanger sind. Aus diesen Gründen wird die prophylaktische Einnahme von Folsäure schon beim Kinderwunsch empfohlen.

Die Deutsche Gesellschaft für Ernährung (DGE) sowie die medizinischen Fachgesellschaften für Gynäkologie und Geburtshilfe, Kinderheilkunde, Humangenetik und Neuropädiatrie empfehlen Frauen mit Kinderwunsch unbedingt auf eine ausreichende Versorgung mit Folsäure zu achten. Der Bedarf von Folsäure steigt schon zu Beginn der Schwangerschaft auf das Doppelte an.

Die empfohlene Tagesdosis liegt bei 600 µg (Mikrogramm) = 0,6 mg. **Bitte besprechen Sie sich mit Ihren Ärzten, bevor Sie damit beginnen!**

Folsäure ist wasserlöslich und gehört zur Gruppe der B-Vitamine (Wird auch B9, B11 oder Vitamin M genannt).

Die Folsäure ist sehr hitzeempfindlich und wird durch das Kochen und das zu lange Lagern der Lebensmittel zerstört. Sie ist in Fleisch, Fisch, Leber, Eigelb, Weichkäse, Kartoffeln, Tomaten, Spargel, Weizenkleie, Vollkornprodukte, Wildreis, Grün- und Weißkohl, Brokkoli, Porree, Rosenkohl, Endivie, Feldsalat, Wirsing, Zuckerschoten, Kichererbsen, Limabohnen, weiße Bohnen, Sojabohnen, Erbsen Linsen, Sojasprossen, Erdnüsse, Mohnsamen, Haselnüsse, Walnüsse, Sesamsamen, Sonnenblumenkerne, Apfelsinen, Erdbeeren, Weintrauben und Sauerkirchen enthalten.

**Vitamin D**

Dieses Vitamin hat eine Schlüsselfunktion und kann als einziges Vitamin vom Körper selbst hergestellt werden. Es ist an Tausenden von Regulierungsvorgängen in den menschlichen Körperzellen beteiligt. Durch Einwirkung von UV-Licht auf die Haut, wird der Körper mit Vitamin D (reguliert den Calcium-Haushalt des Körpers) versorgt.

Wenn die Haut nicht genügend UV-Licht erhält und mit der Nahrung nicht ausreichend aufgenommen wird (Vitamin D), kann es zu Störungen im Calcium-Stoffwechsel kommen. Die Folgen sind dann eine mangelhafte Mineralisierung und nachfolgende Deformierung der Knochen (wurde früher RACHITIS genannt). Zirka 15 Minuten Tageslicht reichen aus, um ausreichend Vitamin D herzustellen.

Vitamin D ist eigentlich gar kein Vitamin, sondern die Vorstufe eines Hormons.

Empfehlenswert ist der tägliche Spaziergang, egal ob die Sonne scheint ☺

Und wenn Sie täglich Milchprodukte (oder fettreichen Fisch) essen, sorgen Sie dafür, dass Ihr Kind kräftige Knochen und gesunde Zähne bekommt.

Kurz noch zu den Zähnen Ihres Kindes: Auch Milchzähne müssen geputzt werden! Gewöhnen Sie Ihr Kind schon im Babyalter an das Putzen, auch wenn es noch keine Zähne hat. Das Zahnfleisch zu massieren tut ihm auch gut.

Neben der Regulation des Kalziumhaushaltes spielt das Vitamin D auch bei der Stärkung des Immunsystems eine bedeutsame Rolle. Die Wissenschaft vermutet, dass Vitamin D von bestimmten Zellen des Immunsystems (T-Lymphozyten) beauftragt wird, die Abwehr der Krankheitserreger in Gang zu bringen. Wenn nicht genügend Vitamin D im Körper vorhanden ist, können die T-Lymphozyten nicht auf die Krankheitserreger reagieren.

**Besprechen Sie sich bitte mit Ihren Ärzten – ich rate hier <u>NICHT</u> zu Vitamin D-Pillen!!!**

Wie viel Vitamin D vom Körper aufgenommen werden sollte, um diesen vor Erkrankungen zu schützen, darüber streiten sich immer noch die Wissenschaftler.

Vitamin D wird im Körper gespeichert. Wenn genügend Vitamin D vorhanden ist, stellt der Körper die eigene Produktion ein. Wer Vitamin D-Pillen schluckt, kann seinen Körper überdosieren. Dies führt dann zu Herzrasen, Übelkeit und im schlimmsten Fall zu Nierenleiden.

Es könnte aber tatsächlich ein Mangel von Vitamin D auftreten, wer die Sonne selten an seine Haut lässt. Auch Babys im ersten Lebensjahr brauchen diesen Soff. Der tägliche Spaziergang mit Ihrem Kind ist daher sehr wichtig, auch Ihnen tut es gut.

Älteren, gebrechlichen Menschen hilft Vitamin D in Kombination mit Kalzium auch, aber bitte nicht in zu hoher Dosis.

Vitamin D kommt in der Nahrung vor allem in Lebertran und in Fisch vor (geeignet sind fettreiche Fischarten wie Hering, Sardine oder Lachs). Wer keinen Fisch mag, kann auch auf Milchprodukte (Käse), Rinderleber, Avocado und Eier sowie auf verschiedene Pilzarten (Steinpilze, Shiitake) zurückgreifen.

**Vitamin B1 (Thiamin)**

Ein Vitamin B-Mangel spielt möglicherweise eine Rolle bei der Entstehung der Morgenübelkeit. Die Morgenübelkeit betrifft vier von fünf Schwangere und tritt im Schnitt um die fünfte Schwangerschaftswoche herum auf.

Auch ein Mangel an Vitamin B1 kann zu einer Herzinsuffizienz führen, sowohl bei dem Neugeborenen und auch bei der Mutter. Da in westlichen Ländern ein Mangel aber nur sehr selten vorkommt, ist eine zusätzliche Aufnahme des Vitamins meist nicht nötig.

Vitamin B1, das auch Thiamin genannt wird, ist ein wasserlösliches Vitamin. Es wird im Körper besonders für die Funktion des Nervensystems, in der Verdauung, Herz, Zellenergie und auch beim Kohlenhydratstoffwechsel gebraucht.

Es gibt viele Lebensmittel, die Vitamin B1 enthalten, eine Unterversorgung tritt hier in der Regel selten auf.

Vitamin-B1-Lieferanten sind:

Schweinefleisch, Hühnerbrust, Rind (Muskelfleisch), Fisch (Thunfisch, Lachs, Scholle), Hülsenfrüchte (Linsen, Bohnen, Erbsen), Walnüsse, Sonnenblumenkerne, Vollkornbrot und Kartoffeln.

**Vitamin B2**

Während der Schwangerschaft und auch in der Stillzeit braucht der Körper eine höhere Menge an Vitamin B2 (sowie an vielen weiteren Vitaminen). Das Vitamin B2 erfüllt seine Aufgaben im Eiweiß- und Energiestoffwechsel und ist gut für Haut, Haare, Sehkraft sowie für das Herz.

Typische Symptome, die auf einen Mangel hindeuten, sind eingerissene Mundwinkel, Zahnfleischentzündung sowie ein allgemeines Müdigkeitsgefühl.

Lebensmittel mit B2 sind: Fleisch, Fisch, Brokkoli, Grünkohl, Milchprodukte, Vollkornprodukte

Es ist nicht bekannt, dass Vitamin B2 aus der Nahrung ab einer gewissen Menge schädliche Wirkungen hervorruft.

**Vitamin B6**

Das Vitamin B6 hat die angenehme Eigenschaft, die Müdigkeit zu verringern, außerdem hilft es auch gegen Übelkeit in der Schwangerschaft. Es ist auch sehr wichtig für das normale Funktionieren psychischer Vorgänge wie die Konzentration und das Denkvermögen. Es arbeitet optimal mit den Vitaminen B1 und B12 zusammen.

Vitamin B6 ist enthalten in: Fleisch, Fisch(Sardinen oder Makrelen), Milchprodukte und in Vollkornprodukten, Kartoffeln, Obst und Gemüse.

**Tipps gegen Übelkeit und Erbrechen:**

➢ auf fette und scharf gewürzte Speisen verzichten

➢ öfter kleinere Mahlzeiten essen

➢ nach dem Essen nicht hinlegen

➢ Gerüche vermeiden, die Übelkeit auslösen

➢ vor dem Aufstehen eine Kleinigkeit essen (Brot, Zwieback, Kekse)

➢ genügend Flüssigkeit zu sich nehmen (Wasser, Gemüsebrühe, verdünnter Fruchtsaft)

**Vitamin B12**

Für die Bildung der roten Blutkörperchen sowie der DNS ist Vitamin B12 unerlässlich. Es spielt bei verschiedenen Stoffwechselvorgängen eine wichtige Rolle, wie zum Beispiel der Abbau bestimmter Fettsäuren. Hinweise auf Mangelerscheinungen können Blutarmut und Magen-Darm-Beschwerden sein. Auch ein erhöhtes Risiko einer Fehlgeburt wird im Zusammenhang mit einem Vitamin-B12-Mangel vermutet.

Vitamin B12 kommt in folgenden Lebensmitteln vor: Fleisch, Fisch, Eier, Milchprodukte wie Quark und Camembert, Sauerkraut, Bananen. Es sind bisher keine schädlichen Effekte bei einer Überdosierung bekannt. Wenn sich in der Nahrung zu viel Vitamin B12 befindet, scheidet es der Körper wieder aus.

**Vitamin A**

Schwangere sollten kein zusätzliches Vitamin A in Form von Tabletten aufnehmen! Sie sollten auch auf Leber verzichten (erhält erhebliche Mengen an Vitamin A). Am besten besprechen Sie das mit ihren Ärzten! Es wird auch empfohlen, in der Schwangerschaft keine Multivitaminpräparate einzunehmen.

Vitamin A ist in folgenden Lebensmitteln enthalten: Fisch, Milchprodukte, Eigelb, Aprikosen, Grünkohl, Spinat, Fenchel, Feldsalat, Brokkoli, Möhren, Aprikosen, Kirschen, Rote Beete, Tomaten, Kürbis.

## Weitere Erklärungen der Vitamine

### *Vitamin A:*

Vitamin A fördert den Stoffwechsel und die Zellteilung. Die Haut bleibt geschmeidig und glatt. Als Radikalfänger wirkt es vorbeugend gegen Falten und verzögert die Hautalterung.

### *Vitamin B:*

Sechs verschiedene B-Vitamine bilden zusammen den zentralen Motor für den Stoffwechsel. Vitamin B2 ist sehr gut für die Haut, Haare und Nägel.

Pantothensäure (Vitamin B5) ist die Königin unter den Beautyvitaminen. Sie wirkt hautglättend und beschleunigt das Zellwachstum. In der Kosmetik wirkt eine stabilere Form des B-Vitamins: Panthenol. Es dringt tief in die Haut ein und bindet die Feuchtigkeit. Dieses Vitamin ist enthalten in: Seefisch, magerem Schweinefleisch, Hefe, Vollkornbrot, und Getreidekeimen.

### *Vitamin C:*

Vitamin C fördert die Zellatmung und regt den Kollagen-Aufbau an. Es strafft das Bindegewebe und hält die Haut elastisch. Dieses Vitamin C ist ein wichtiger Radikalfänger und beschützt die Haut vor schädigenden Umwelteinflüssen.

Es ist enthalten in: Kiwi, Sanddorn, Johannisbeeren, Holunder, Brokkoli, Grünkohl, Feldsalat, Papaya, Lauch und Kartoffeln.

### *Vitamin E:*

Dieses Vitamin ist das zentrale Schutzvitamin für die Zellwände. Es verzögert die Hautalterung und glättet und regeneriert die Haut.

Es ist in folgenden Lebensmitteln enthalten: Pflanzlichen Ölen, Wirsing, Paprika, Mango, Nüssen und rohem Weißkohl.

### *Vitamin F:*

Das Vitamin F ist ein Gemisch aus ungesättigten Fettsäuren und fördert das Haarwachstum und den gesunden Aufbau der Haut.

Vitamin F ist enthalten in: Kernobst, Nüssen, Samen und kalt gepressten pflanzlichen Ölen.

### *Vitamin H:*

Das Vitamin H (Biotin) regt die Hautregeneration an und fördert die Bildung von Keratin - der Grundsubstanz für gesunde Haare und Nägel.

Es ist enthalten in: Leber, Eigelb, Nüssen, Spinat, Pilzen, Pflanzenkeimen und Haferflocken.

**Heilkräfte aus der Natur**

Nüsse schützen das Herz und den Kreislauf, sie helfen gegen Kopfschmerzen und stärken das Gedächtnis. Es wird ihnen nachgesagt, dass sie Lungenkrebs vorbeugen und die Haut vor Faltenbildung schützen können. Nüsse sind eine ausgezeichnete Quelle für Magnesium, Kupfer und Kalium und sind reich an Vitaminen, Mineralstoffen, Spurenelementen, Eiweiß und Fett.

Z. B. Die Cashewkerne wurden im 16. Jahrhundert in Brasilien entdeckt und werden heute in Indien angebaut. Sie sind reich an Vitamin E.

Macadamia-, Hasel-, Wal-, Pekan-, Para-, Erdnüsse, Mandeln, Cashewkerne und Pistazien haben einen hohen Anteil an mehrfach ungesättigten Fettsäuren und senken den Cholesterinspiegel. Durch den hohen Gehalt der Fettsäuren und Vitamin E putzen sie die Gefäße und mit vier kleinen Portionen pro Woche senkt man das Risiko für einen Herzinfarkt.

Die Macadamianüsse haben ihren Ursprung in Australien – heute werden sie meist auf Hawaii angebaut und sie haben den höchsten Anteil an mehrfach ungesättigten Fettsäuren. Man sollte sie aber nicht zu lange aufbewahren, denn sie werden schnell ranzig.

Die Haselnuss zählt nicht zu den Heilpflanzen, sie enthält aber viel Fett, Eiweiße, Kalzium, Eisen und die Vitamine A, B1, B2 und sie ist wie alle anderen Nüsse auch, von hohem gesundheitlichem Wert.

Die Walnuss, die eigentlich aus Asien stammt, wird heute in ganz Europa angebaut. Schon 100 g der Nüsse decken ¼ des Tagesbedarfs an Eisen und Kalium.

Pekannüsse heilen Entzündungen und sie kommen ursprünglich aus Nordamerika. Sie sind reich an Omega-3-Fettsäuren.

Paranüsse wachsen auf 50 Meter hohen Bäumen im Regenwald. Schon 6 Nüsse enthalten eine Tagesdosis an Proteine.

Die Erdnuss gehört zu den Hülsenfrüchten und enthält viel Magnesium. Sie ist ein Wundermittel gegen Migräne und Rückenschmerzen.

Die Mandel wird vor allem in den USA angebaut und es wird ihr nachgesagt, dass sie den Blutzuckerspiegel senkt und Heißhungerattacken verhindert.

Cashewkerne wurden im 16. Jahrhundert in Brasilien entdeckt und werden heute in Indien angebaut. Sie sind reich an Vitamin E.

Pistazien kommen aus den USA, Iran oder aus der Türkei. Sie sind reich an Vitamin E, das das Lungenkrebs-Risiko senkt.

Wer maßvoll und regelmäßig zu den knackigen Schalenfrüchten greift, unterstützt die Gesundheit von Herz und Gefäßen. Das macht sie auch für eine Low Carb Ernährung sehr interessant, egal ob im Büro, auf Reisen oder einfach zwischendurch.

# Magnesiummangel

Magnesium ist einer der Nährstoffe, der u.a. für eine gesunde Entwicklung des Babys sehr wichtig ist.

In der Schwangerschaft und Stillzeit ist der Bedarf einiger Mikronährstoffe besonders hoch. In dieser sensiblen Zeit sollten wichtige Nährstoffe nicht zu kurz kommen. Das Magnesium ist ein essentieller Mineralstoff.

Ein Magnesiummangel betrifft uns alle, da unsere Lebensmittel immer weniger Magnesium enthalten. Viele Gesundheitsprobleme entpuppen sich als Folgeerscheinungen eines weit verbreiteten Magnesiummangels.

Der Fachausdruck für Magnesiummangel lautet Hypomagnesiämie. Magnesium ist für den Menschen lebensnotwendig. Ein Mangel an diesem Mineral hat oft negative Auswirkungen auf die Gesundheit und das Allgemeinbefinden des Betreffenden.

Sekundäre Ursachen, welche die Magnesiumbilanz im menschlichen Körper verschlechtern können, sind chronische Erkrankungen der Nieren, des Darms, Diabetes und diverse Medikamente (Antibiotika, Diuretika, Chemotherapeutika). Ernährungsstudien belegen, dass bei zirka 20 bis 40 Prozent der Bevölkerung ein latenter Magnesiummangel vorliegt. Viele Ärzte erkennen oftmals Magnesiummangel Symptome nicht gleich oder nehmen sie nicht ernst.

Das liegt daran, dass die Ärzteschaft über zu wenige Kenntnisse dieses Krankheitsbildes verfügt.

So kann es durchaus vorkommen, dass Ihnen kein Mangel diagnostiziert wird, obwohl Sie einen haben.

Bleiben Sie hartnäckig, wenn Sie einen Verdacht auf Magnesiummangel haben und versuchen Sie einen Arzt zu finden, der auf Ihre Bedürfnisse eingeht und Ihr Vertrauen hat.

**Typische Magnesiummangel-Symptome sind:**

- Wadenkrämpfe
- Lidzucken
- Muskelkrämpfe
- Kopfschmerzen
- Innere Unruhe
- Herzrhythmusstörungen
- Schluckstörungen
- Erschöpfung
- Reizbarkeit
- Rückenprobleme
- Taubheitsgefühl in Händen und Füßen
- Depressionen

Bevor man zu starken Arzneimitteln greift, sollte man an einen Magnesiummangel denken und mit einem Magnesiumpräparat eine entsprechende Selbstmedikation durchführen.

**Schwangere besprechen dies bitte vorher mit ihren Ärzten und nehmen keine Selbstmedikation vor!**

Spürt man, dass Magnesium eine Linderung der Symptome hervorruft, ist man auf dem richtigen Wege. Überschüssiges Magnesium wird über die Niere ausgeschieden. Beobachten Sie Ihren Körper aufmerksam und Sie werden schnell herausfinden, was die Ursache ist.

Es gibt Redewendungen wie „der Stress geht mir an die Nieren" oder „der Druck sitzt mir im Nacken" die uns zeigen, dass beim Thema Überlastung oft der ganze Körper beansprucht ist. Steigt durch Stress der Hormonspiegel, ist das ein Zeichen für die Nieren, die Magnesiumausschüttung zu aktivieren – es kann ein Mangel an Magnesium entstehen.

Patienten, die Protonenpumpenhemmer (PPI) über längere Zeit einnehmen, können einen schweren Magnesiummangel entwickeln. Davor warnt die US-Arzneimittelbehörde FDA, der entsprechende Berichte zugegangen sind. Dass ein Magnesiummangel nicht immer ein Ernährungsproblem ist, haben Wissenschaftler der Charité entschlüsselt.

Forschern der Charité Universitätsmedizin Berlin ist es in Zusammenarbeit mit dem Max Delbrück Zentrum für Molekulare Medizin sowie Kolleginnen und Kollegen aus Holland, Belgien, der Schweiz und Tschechien gelungen, eine genetische Ursache für Magnesiummangel zu identifizieren. Die von Dr. Dominik Müller (Klinik für Pädiatrie mit Schwerpunkt Nephrologie) geleitete Studie konnte Veränderungen an einem Gen feststellen, welches an der Regulation des Magnesiumhaushaltes in der Niere beteiligt ist.

Dieses Forschungsergebnis, welches in der aktuellen Ausgabe der Zeitschrift „American Journal of Human Genetics" veröffentlicht ist, eröffnet den Weg zu möglicher zukünftiger medikamentöser Behandlung von genetisch bedingtem Magnesiummangel. *Quelle: Stuiver et al., CNNM2, Encoding a Basolateral Protein Required for Renal Mg2+ Handling, Is Mutated in Dominant Hypomagnesemia, The American Journal of Human Genetics (2011), doi:10.1016/j.ajhg. (2011.02.05)*

Der renommierte Bluthochdruckspezialist Prof. Dr. Klaus Kisters (Chefarzt der Medizinischen Klinik I am St. Anna-Hospital in Herne), verwies bei einer Vortragsreihe der Gesellschaft für Biofaktoren ausdrücklich auf die Bedeutung der Magnesiumversorgung für den Blutdruck. Dem Experten zufolge ließen sich die erhöhten Blutdruckwerte oftmals bereits durch eine Umstellung des Lebensstils und die Einnahme von Magnesium-Präparaten normalisieren.

Magnesium spielt eine bedeutende Rolle für viele kognitive Funktionen in unserem Körper. Daher wird ein Magnesiummangel auch mit kognitiven Störungen wie Multiple Sklerose, ADHS, Alzheimer oder Parkinson in Verbindung gebracht. In wissenschaftlichen Untersuchungen mit Kindern, die an ADHS leiden, konnten deutliche Verbesserungen der Symptome durch Magnesium erzielt werden.

In anderen wissenschaftlichen Studien konnten Wissenschaftler einen Zusammenhang zwischen Calcium, Magnesium und Alzheimer feststellen, der darauf schließen lässt, dass ein ausgeglichenes Verhältnis dieser Mineralstoffe von enormer Bedeutung für die Gehirnfunktion ist. *Quelle: http://www.zentrum-der-gesundheit.de/magnesiummangel-adhs-alzheimer-ia.html.*

Wissenschaftler aus Norwegen und Australien befragten über 5000 Norweger nach ihren Ernährungsgewohnheiten und ihren depressiven Symptomen. Immer mehr Studien zeigen auch, dass ein Magnesiummangel neurologische und psychische Erkrankungen begünstigen kann. Menschen, die mehr Magnesium aufnahmen, zeigen seltener und geringer ausgeprägte Anzeichen einer Depression.

*Eine Übersicht über Studien zu Magnesium und Depressionen mit deutscher Zusammenfassung sowie Links zu den Originalarbeiten finden Sie unter www.heilwasser.com/Aus Forschung & Wissenschaft/Studien + Übersichtsarbeiten/Magnesium/Depressionen, Angst, Stress.*

# Was Schwangere besser nicht tun sollten

Eine Schwangerschaft ist keine Krankheit und vieles geht so weiter wie bisher, aber es gibt auch Dinge, die eine Schwangere mit Vorsicht genießen oder sogar besser ganz bleiben lassen sollte.

### Medikamente

Keine Einnahme, ohne den Arzt befragt zu haben, ist hier das Wichtigste.

Zum Beispiel „Aspirin" sollte während der letzten drei Monate der Schwangerschaft gar nicht und vorher nur nach Rücksprache mit dem Arzt eingenommen werden.

Auch bei pflanzlichen Arzneimitteln ist Vorsicht geboten, auch Abführmittel können gefährlich werden!

### Zigaretten

Sollten Sie Raucher sein, hören Sie bitte sofort mit dem Rauchen auf. Sie brauchen keine Angst zu haben, dass Ihr Baby unter Entzug kommt. Jede einzelne Zigarette erhöht aber die Gefahr einer Fehlgeburt und verdoppelt das Risiko einer Frühgeburt. Außerdem wiegen Kinder von Raucherinnen bei der Geburt im Durchschnitt 200 Gramm weniger.

**Alkohol**

Es hält sich immer noch das Gerücht, dass ein Gläschen wohl nicht schaden würde.

Lassen Sie sofort die Finger von alkoholischen Getränken. Auch geringe Mengen Alkohol können bereits zu Wachstumsverzögerungen und zu Störungen der Organ- und Gehirnentwicklung führen.

**Für Zwei essen**

Viele Frauen erleben während ihrer Schwangerschaft nie gekannte Heißhungerattacken.

Ernährungsexperten raten von einer übermäßigen Kalorienaufnahme während der Schwangerschaft ab. Durch eine zu große Gewichtszunahme kann sich eine Schwangerschaftsdiabetes entwickeln.

Die Behandlung des Schwangerschaftsdiabetes normalisiert das Übergewichts- und Diabetes-Risiko des Kindes, sagt die DGE. Schwangere mit Diabetes sollten konsequent betreut und therapiert werden. Da auch das Körpergewicht der Frau entscheidenden Einfluss auf die pränatale Prägung hat, sollten Frauen bereits vor der Schwangerschaft eine Gewichtsnormalisierung anstreben und Übergewicht sowie eine übermäßige Energiezufuhr und Gewichtszunahme während der Schwangerschaft vermeiden. Zirka 20% aller werdenden Mütter entwickeln einen Schwangerschaftsdiabetes. Da nur bei jeder zehnten Betroffenen der Diabetes erkannt und behandelt wird, sind die Risiken bei Kind und Mutter sehr hoch. Die Krankheit Diabetes ist hier ein Milliarden-Geschäft und alle wollen daran verdienen!

Alle Medikamente haben Nebenwirkungen! Und für Schwangere ist es immer besser, auf Medikamente zu verzichten, wenn man die Krankheit mit einer Ernährungsumstellung bekämpfen kann. Sprechen Sie bitte mit Ihren Ärzten über die Low Carb Ernährung. Sie wird diesbezüglich schon von vielen Frauenärzten empfohlen. Die Deutsche Gesellschaft für Ernährung e. V. (DGE) forderte schon 2008 in ihrem Ernährungsbericht, die Aufnahme eines „Screenings auf Schwangerschaftsdiabetes" in die Mutterschaftsrichtlinien.

Schwangere brauchen vor allem mehr Eiweiß, Vitamine und Mineralstoffe für ihren veränderten Stoffwechsel und für das Wachstum des Kindes. Daher sollte die Ernährung abwechslungsreich und mit vielen frischen Lebensmitteln versehen sein.

**Fasten**

Auch wenn übermäßige Gewichtszunahme während der Schwangerschaft nicht ratsam ist, so sollten Schwangere auf keinen Fall eine Diät machen. Es werden auch keine Obst- oder Reistage empfohlen (zur Entwässerung). Man weiß heute, dass dies auch bei Wassereinlagerungen der Mutter nicht hilfreich ist.

**Chinin- oder koffeinhaltige Getränke**

Kaffee, Schwarztee, Cola, Energydrinks sowie chininhaltige Getränke (Bitter Lemon, Tonic Water) sollte man unbedingt meiden.

Das Hauptrisiko eines zu hohen Konsums dieser Getränke ist ein niedrigeres Geburtsgewicht des Babys.

**Rohes Fleisch/Wurst und Rohmilchkäse**

Schwangere sollten auf den Verzehr von rohem Fleisch verzichten. Hier besteht die Gefahr einer Toxoplasmose-Erstinfektion!

Diese Infektionsgefahr besteht auch bei Freilandsalat oder Gemüse. Bitte waschen Sie den Salat und das Gemüse ausreichend gut.

Verwenden Sie bei der Gartenarbeit Handschuhe und lassen Sie das Katzenklo von Ihrer Familie reinigen.

Eine Toxoplasmose-Infektion kann beim Fötus zu Hydrocephalus (früher Wasserkopf), Leberentzündung und Gehirnentzündung führen.

Sie können sich auf Antikörper testen lassen. Wenn Antikörper vorhanden sind, besteht die Gefahr für den Fötus nicht.

Zum Beispiel enthält Rohmilchkäse Listerien. Das sind Bakterien, die eine Listeriose auslösen können. Dies ist eine Infektion, die für das Ungeborene, Schwangere, alte und kranke Menschen gefährlich werden können.

Da sich diese Infektion kaum von den Symptomen eines grippalen Infekts unterscheidet, wird sie selten rechtzeitig erkannt. Diese können ernste Hirnschäden beim Baby verursachen.

**Folgende Nahrungsmittel sind besonders risikobehaftet:**

Rohes Fleisch (Tartar), Salami, Wurstaufschnitt, Wurst-und Fleischpasteten, roher Fisch, Sushi, Räucherfisch, Lachs, Muscheln und andere Meeresfrüchte, Mayonnaisen, Salatdressing, rohe Milch, Rohmilchkäse (Romadur, Roquefort, Camembert, Brie etc.), Weichkäse, Frischkäse (Feta, Ricotta), Speisen, die nach dem Kochen lange aufbewahrt wurden sowie fertige Sandwichs, kalt geräucherten Schinken wie Parma- und Seranoschinken.

Fertigsalate und verpackte Feinkostprodukte können Bakterien enthalten.

Innereien wie Leber sollte man auch unbedingt meiden. Hier ist die Schadstoffbelastung sehr hoch und es besteht auch die Gefahr einer Überdosierung mit Vitamin A.

**Streng vegetarische Kost**

Es ist nicht leicht, mit einer rein vegetarischen Ernährung eine ausreichende Zufuhr an Eiweiß, Vitamin B12, Calcium, Eisen und Zink sicherzustellen. Mediziner raten deshalb von einer strikt vegetarischen Ernährung in der Schwangerschaft ab.

Sprechen Sie sich hier bitte mit Ihren Ärzten genau ab.

**Leistungssport**

Sportarten wie Reiten, Ski fahren, Inline skaten, Tennis, Basketball oder andere Ballspielsportarten sollten vermieden werden.

Kommt es zu einem Unfall, besteht die Gefahr einer vorzeitigen Plazentaablösung. Das starke Hüpfen kann zu einem zu starken Druck auf den Muttermund führen.

**Sonnenstudio**

In der Schwangerschaft ist beim Sonnenbaden sowohl in freier Natur als auch auf der Sonnenbank Vorsicht geboten. Durch den veränderten Hormonhaushalt verändert sich auch die Pigmentierung der Haut und das Hautkrebsrisiko ist durch regelmäßige Sonnenbankbesuche deutlich erhöht.

## Initiative Selbsthilfe Multiple Sklerose Kranker e.V.

Der Erfahrungsaustausch unter Betroffenen und ihren Angehörigen ist sehr wichtig - niemand muss die Krankheit „Multiple Sklerose" allein bewältigen. Die Initiative Selbsthilfe Multiple Sklerose Kranker e.V. (MSK e.V.) unterstützt Betroffene zielgerichtet im Umgang mit der Erkrankung. www.multiple-sklerose-e-v.de

Mit der Diagnose „Multiple Sklerose" (MS) bricht für Betroffene und ihre Angehörige erst einmal die Welt zusammen. Es stellen sich unzählige Fragen und am Ende bleibt doch eine Verunsicherung zurück.

„Initiative Selbsthilfe Multiple Sklerose Kranker e.V." (MSK e.V.) ist keine Massenorganisation!

Sie gehören auch keiner großen Einrichtung an – stattdessen bieten sie Raum für individuellen Erfahrungsaustausch.

Unter HILFE zur Selbsthilfe verstehen sie: Beratung und Austausch unter Betroffenen und anderen Vereinsmitgliedern.

Sie möchten dazu beitragen, dass die Betroffenen mit ihrem Los nicht alleine sind und möchten helfen, mit der Multiplen Sklerose leichter zu leben.

Damit die MSK e.V. eigenverantwortlich und selbstständig die Belange ihrer Mitglieder vertreten kann, ist sie gemeinnützig und unabhängig.

Sie lässt sich weder von Pharmaunternehmen noch von medizinischen oder anderen Institutionen unterstützen

**MSK e.V. schreibt auf ihrer Webseite:**

„Der Umgang mit Multiple Sklerose ist keiner medizinischen oder therapeutischen Richtung verpflichtet, sondern an der je unverwechselbaren Bewältigung der Krankheit orientiert. Alternativmedizinische Behandlungsformen und Therapien werden ebenso einbezogen wie klassische Behandlungsformen. Aktuelle Entwicklungen in Forschung und Medizin werden stets kritischer Prüfung unterzogen; über Nebenwirkungen neuer Medikamente etwa wird berichtet." **Text Quelle: www.multiple-sklerose-e-v.de**

Geschäftsstelle - MSK e.V. Geschäftsstelle

Schelmengrubweg 29

69198 Schriesheim

Fon: 06203-65831

Mail: MSKeV.Dittmann@t-online.de


Redaktion Blickpunkt „Christine Druskeit"

Sommergasse 131

69469 Weinheim

Fon: 06201-844249

Mail: MSKeV.Druskeit@gmx.de

# *Buchempfehlung*

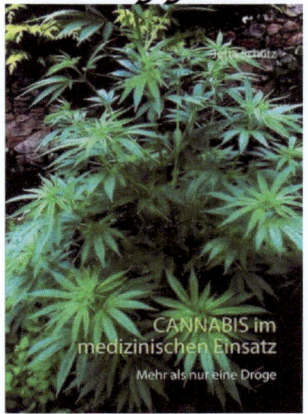

**CANNABIS im medizinischen Einsatz**
**Mehr als nur eine Droge**
**Autorin: Jutta Schütz - Verlag: Books on Demand**
**ISBN-10: 3738632824 & ISBN-13: 978-3738632828**

Ein Allheilmittel ist Cannabis nicht, es gibt heute aber sehr viele Anwendungsbereiche, wo Cannabis eine effektive und nebenwirkungsarme Medizin darstellt.

CANNABIS ist in unseren Breitengraden als Rauschmittel bekannt, dabei hat es medizinisch einen hohen Nutzen.

Einige Substanzen in Haschisch und Marihuana haben erstaunliche medizinische Wirkungen. Aus diesen Gründen wird Hanf auch in der Medizin eingesetzt. Die Anwendung ist streng geregelt. Zum Beispiel kann die Pflanze die Leiden chronischer Schmerzpatienten (z. B.: Diabetische Kardiomyopathie, Multiple Sklerose, Parkinson, Migräne) verringern und die Übelkeit und das Erbrechen von Krebspatienten lindern.

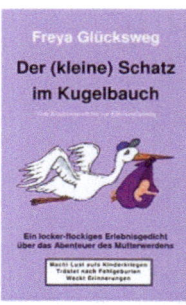

Der (kleine) Schatz im Kugelbauch: Vom Kinderwunsch bis zur Klinikentlassung - Ein locker-flockiges Erlebnisgedicht über das Abenteuer des Mutterwerdens - illustriert durch 31 Farbfotos.

Buchdaten: Der (kleine) Schatz im Kugelbauch
Autorin: Freya Glücksweg
Verlag: Books on Demand; Auflage: 1 (27. August 2010)
Sprache: Deutsch - Taschenbuch: 224 Seiten
ISBN-10: 3842313209 - ISBN-13: 978-3842313200

Wer sich selbst und diesen ganzen Schwangerschaftstrubel nicht allzu ernst nimmt und zwischendurch auch mal eine anspruchsvolle und außergewöhnliche Lektüre lesen möchte, ist mit „Der (kleine) Schatz im Kugelbauch" bestens bedient. Dieses Buch ist einzigartig. Schon die ersten Buchseiten hinterlassen beim Leser den Eindruck, hier handelt es sich um etwas Besonderes. Der eigentliche Wert dieses wunderschön gestalteten Buches liegt aber in den emotional tief berührenden Gedichten und den privaten Farbfotos. So manche Bilderbuchschwangere und Übermutti wird sich wohl auf den Schlips getreten fühlen, aber wer sich traut diese Lektüre zu lesen, findet sich schnell gefangen von der spritzigen und heiteren Poesie der Autorin. Ich habe noch niemals ein solches Buch gelesen, das eine ernste Lebensgeschichte mit so viel Zärtlichkeit und Humor in Gedichtform verpackt. Es gibt viele Stellen zum Schmunzeln und Kichern, aber die Geschichte ihrer Schwangerschaft wird niemals flach, sondern stimmt einen auch oft nachdenklich. Ein warmherziges, tiefgründiges und sehr humorvolles Buch, das ich nur weiterempfehlen kann! Ich hatte viel Spaß beim Lesen und empfehle es allen Schwangeren, die eben mal was anderes als harte Fakten lesen wollen.

Millionen Menschen nutzen die Plattform Youtube, um bewegte Videos ins Internet zu stellen, aber nur wenige sind richtige Stars. Buchautorin „Freya Glücksweg" ist durch ihren Online-Auftritt auf dem besten Weg zum großen Erfolg.

**www.youtube.com/user/FreyaGluecksweg**